Doris Wiesenbach

Leinwand ohne Gesicht

Roman

Kirschbuch Verlag

FSC
www.fsc.org
FSC® C020637
The mark of responsible forestry

Erstauflage
veröffentlicht im Kirschbuch Verlag,
ein Imprint der QualiFiction GmbH
Neß 1, 20457 Hamburg
September 2022

Umschlaggestaltung: QualiFiction GmbH
Satz: QualiFiction GmbH
ISBN 9783948736224
Herstellung: Bookpress, Olsztyn (PL)

Für Lieselotte in Liebe

Danke, dass du meine Mutter warst.

Dies ist ein Roman. Ähnlichkeiten mit lebenden und verstorbenen Menschen und Tieren sind nicht beabsichtigt und wären Zufall.

»Die Vergangenheit sagt uns, wer wir sind,
ohne sie verlieren wir unsere Identität.«

Stephen Hawking

»Ich mag mein Grün«, sagt die Tanne.
»Ich weiß«, sagt der Schnee.
»Ich liebe Mäuse«, sagt der Fuchs,
»und Vögel, die tief fliegen.«

Für die Draußenmenschen sind wir schräge Vögel. Aber fliegen kann in der *Privatklinik für Gedächtnislose* niemand. Im Gegenteil, wir Amnesiepatienten suchen nach der Realität, nach einem Zipfel Erinnerung, an den wir ein ganzes Leben anknüpfen können.

An diesem Nachmittag hängen Wattewolkenfetzen am Himmel. Finn sitzt in einem Gartenstuhl und lehnt sich zu mir herüber. »Was sind das für schwarze Löcher, die uns hier festhalten?« Seine Stimme ist leise, aber kräftig, er klingt verschwörerisch. »Ich fühl mich wie ein Knasti, der nicht weiß, was er verbrochen hat.«

Zwei Teenager, Angehörige von Patienten, beugen sich nebeneinander auf einer Bank über ein Smartphone. Handys wollen die Therapeuten in der Klinik nicht. Zu viele Reize überfluten unsere Sinne, meinen sie.

Ich antworte nicht. Ich sage selten etwas, und Finn erwartet keine Antwort.

Eine zweite Schicht dunkler Wolken legt sich über die Wattefetzen, Stunden, bevor der Heiligensee normalerweise im Sommer die Sonne schluckt.

Die Teenager lachen. Die eine hat eine zwei Cent große

Narbe auf der Stirn. Sie hebt zuerst die Hand und sagt: »Gib mir fünf.« Das andere Mädchen, das trotz der Wärme einen Pullover trägt, schlägt ein. Ich erhebe mich aus dem Liegestuhl.

»Was ist?« Finn steht ebenfalls auf. »Hast du Angst vor Gewitter?«

Ich starre ihn an.

Er deutet auf die dunklen Wolken.

Angst.

Ich betrachte meine Hand. Fünf Finger.

Angst hat fünf Buchstaben.

TEIL EINS

Wenn ich bis zum Monatsende nicht herausfinde,
wer ich bin, wird er mich mitnehmen.

Heute Morgen will sich zum ersten Mal seit meiner neuen Zeitrechnung ein Traum in mein Bewusstsein drängen. Ein gutes Zeichen. Träume bergen Erinnerungen. Alles, was ich vergessen wollte, schreit nach Hilfe. Ein Kopf, die Züge verschwommen, dann eine schiefe Nase. Das Gesicht will mich mitnehmen. Das Bild zerfasert, löst sich auf. Durch meinen Kopf geistern Schatten, die mir nicht verraten, wer ich bin. Über meinem Leben liegt ein undurchdringlicher Schleier.

Wer will mich mitnehmen?

Ich setze mich auf die Bettkante und betrachte das Foto auf dem Nachttisch. Golo war neunzehn, ich siebzehn. Wir kreuzen unsere Billardqueues und grinsen. Draußenmenschen würden sagen, wir sehen glücklich (neun Buchstaben) aus.

Draußen ruft eine Rohrdommel. Der Therapiefuchs neben mir steht auf, mit seinen langen Beinen tritt er in einen Sonnenfleck auf dem Balkon und schüttelt sein dichtes Fell.

»Guten Morgen, Kalle.« Ich setze mich vor ihn auf die Terrakottafliesen. Er gähnt und legt die Schnauze in meine Hand. Das Halsband aus braunem Leder verschwindet unter dem vom Tau feucht glänzenden Pelz. Der Blick aus seinen Bernsteinaugen ist klar. Ich kann in ihnen nicht lesen, ob er sich freut (fünf Buchstaben), ärgert (sechs Buchstaben) oder traurig (sieben Buchstaben) ist. Vielleicht ist er gleichmütig (elf Buchstaben). Kalle ist schön mit seiner weißen Brust und den spitzen, großen Ohren. Er ist das einzige Wesen, das mich berühren darf. Dabei kann ich, wenn ich ihn anfasse, sein Fell nicht von meiner Haut oder einem Eisblock unterscheiden. Er passt auf mich auf.

Menschen können das Leben nicht nur mit dem Verstand erfassen. Viele begreifen oder ahnen, was andere denken, was sie getan haben oder tun werden. Auch Tiere haben einen Instinkt, sie handeln nach einem inneren Impuls. Füchse sind besonders gut darin. Kalle fühlt (fünf Buchstaben) für mich. Wenn ich wüsste, wie das geht, wäre ich dankbar (sieben Buchstaben). Vielleicht würde ich ihn lieben (sechs Buchstaben). Das will ich lernen.

Ich schaue Kalle ins Gesicht und lächle. Das Lächeln übe ich jeden Tag vor dem Spiegel – dieses Mundwinkel-nach-oben-Ziehen. Kalle wedelt mit seiner buschigen Lunte. Die weiße Blume tanzt hin und her. Er legt eine Pranke auf meinen Oberschenkel, seine Krallen teilweise eingezogen. Ich wische einen Tautropfen von seiner Flanke und stehe auf. Er gibt einen kehligen Laut von sich. Nebeneinander gehen wir in mein Zimmer. Seine grazilen Bewegungen erinnern an eine Katze. Die Wände sind hellblau. Wie jeden Morgen lausche ich. Da sind Schritte über mir, nebenan plätschert eine Dusche, eine Toilettenspülung rauscht. Jemand niest. Kalle trabt vor mir über die Türschwelle des kleinen Bades und hopst auf das Sideboard. Wir strecken beide dem Spiegel die Zungen heraus.

»Guten Morgen, Lea Osterbeck«, sage ich.

Kalle sieht mir dabei zu, wie ich meine Haare zu einem Knoten drehe und die Zähne putze.

Ich schiebe den Duschvorhang zur Seite, stelle das Wasser an. Kalle flitzt aus dem Bad. Die Gießkanne scheppert, als er vom Balkon springt. Ich streife den schwarzen Kimono mit den pinkfarbenen Orchideen – ein Geschenk von Golo zu meinem Einzug in die Klinik – ab und lasse ihn auf die Fliesen fallen, steige in die Duschkabine, wobei ich darauf achte, dass mein Kopf nicht unter Wasser gerät. Einmal in der Woche hilft mir eine Krankenschwester beim Haarewaschen. Der Temperaturregler steht konstant auf Mitte. Ich spüre weder Hitze noch Kälte, auch nicht den Wasserstrahl. Es ist nicht gesund, wenn die Haut krebsrot wird beim Duschen.

Ich steige aus der Kabine und schaue auf den Wecker. In der Klinik bestimmen die Mahlzeiten den Rhythmus des Tages. Frühstück acht Uhr, Mittag zwölf Uhr, Abendessen siebzehn Uhr dreißig. Die Fenster haben keine Gitter. Niemand hält mich fest. Ich kann gehen, wohin ich möchte. Aber warum sollte ich in der Draußenwelt herumspazieren? Das hier ist der einzige Ort auf der Welt, an dem ich sein will. Ich verlasse ihn nie. Heiligensee sagt mir so wenig wie das Land Timbuktu, von dem ich in einem Buch mit vielen Fotos gelesen habe. Für mich sind nur die Häuser, der Garten und der See Wirklichkeit. Der See hat einen Umfang von über drei Kilometern, an einigen Stellen ist er dreizehn Meter tief. Er ist sehr kalt. Ich darf nicht baden, weil ich unter Wasser die Orientierung verliere, und das kann tödlich sein.

Ich lebe in Deutschland. In Berlin. Hier in der Nähe gibt es eine Straße, die Ruppiner Chaussee. Dort ist ein Gefängnis. Die Menschen sind eingesperrt, aber einige dürfen manchmal raus. Offener Vollzug heißt das.

Doch das alles berührt mich nicht. Heimat ist nur ein Wort mit sechs Buchstaben.

Der Rotfuchs wittert die von Menschenduft gesättigte Luft. Es zieht ihn auf dieses Stück Erde am Wasser. In den Bau aus riesigen Steinen. Den die Zweibeiner *Klinik* nennen. Hin zu den Menschen. Weg von seinem Revier unter den Bäumen. Es ist Morgen auf dem Balkon vor dem Zimmer der Frau mit den rauen Händen. *Lea.* In der Stille läuft er zu ihr.

»Guten Morgen, Kalle«, sagt sie.

Das Wort richtet ihn auf. Ihre Stimme ist hart. Seine Ohren werden warm, wenn sie spricht. Ihr Blick fängt ihn ein. Haare fließen zu ihm. Sie haben die Farbe seines Pelzes. Ihre Hand liegt reglos auf ihm. Kühl und trotzdem pulsierend. Er spürt ihre Kraft. Seltsam matt schlummert etwas in Lea, das nach draußen leuchten könnte. Lea, die Wölfin.

Menschen brauchen zum Überleben ein künstliches Fell. Sobald sie sich bewegen, raschelt es in seinen Ohren, als würde der Wind mit den Blättern eines Baumes spielen. Zweibeiner riechen merkwürdig. Nach Blumen und doch nicht nach Blumen. Nach Obst. Manchmal vergoren. Nach Pflanzen. Nach Sumpf, der in der Sonne trocknet. Nach Blättern, die im Wald verwesen.

Die Wölfin geht barfuß. Aus ihr strömen seine ersten Erinnerungen. Eine Duftwolke aus Milch, Reis, Äpfeln und Zimt. Ihre süße Wolke vermischt sich mit seinem strengen Veilchenduft. Sein Geruch kommt aus einem winzigen Loch unter seinem Schwanz. Seine Ohren stehen aufrecht. Er dreht sie in unterschiedliche Richtungen. Fängt Menschenstimmen auf. Wittert die modrige Feuchte auf ihrer Haut. Die fröstelnde Angst.

Manche Zweibeiner in der Klinik sagen: »Kalle ist gefährlich.« Und behaupten, er stinkt.

Aber Finn, der Hundetrainer mit den Heuhaaren, sagt: »Tiere sind die besseren Menschen.« Kalle läuft gern mit ihm und seinen Hunden mit.

Kalle folgt Leas Milchreisduft in den kleinen Raum. Menschen tun seltsame Dinge, nachdem die Sonne aufgegangen ist. Sie steigt in die Dusche. Wasser prasselt auf sie. Feuchtwarme Luft aus dem engen Käfig nebelt ihn ein. Er trabt zurück zum Balkon. Die Gießkanne riecht nach Zink und Salbei. Er hüpft auf die schmale Balustrade, balanciert ein paar Schritte darüber, springt in den Garten.

Frau Osterbeck, Sie sind jetzt zwei Jahre bei uns.«

»Zwei Jahre, einen Monat und sieben Tage.«

Dr. David Kieselstein nickt. Der Klinikleiter sitzt mir gegenüber im Sessel. Er trägt Cordhosen, keinen Arztkittel und eine Brille mit blauer Fassung. »Ist Ihnen bewusst, dass Sie in einer Scheinwelt leben?«

»Wieso Scheinwelt?«

»Diese Frage beschreibt exakt Ihr Problem: Die gestörte Amygdala in Ihrem Gehirn ist kein Grund, sich hier einzunisten. Sie sind aus Ihrem Leben geflüchtet. Realität geht anders.«

David ist der einzige Mensch, dem ich erzählt habe, dass mein Körper ein Mantel ist, den ich nicht spüre. In meinem Kopf fahnde ich den ganzen Tag nach Erinnerungsfetzen. Der Mandelkern in meinem Gehirn gibt keine Emotionen preis, die ich an ein Erlebnis knüpfen könnte; auch er ist verhüllt. Von David habe ich gelernt, dass jeder Mensch seine eigene Wirklichkeit mit sich herumträgt. Ich trage nur feuchte Haare und einen bunten afrikanischen Kaftan.

Was willst du von mir?

»Ich wohne hier«, sage ich.

Er seufzt. »Frau Osterbeck, möchten Sie denn nicht wissen, wer Sie sind?«

Will ich. Auch wenn dann vermutlich mein Gehirn explodiert von den Erinnerungen und den Milliarden Gedanken, die ich zweiundzwanzig Jahre lang gedacht habe. Ich klopfe mit den Fingerknöcheln gegen meinen Kopf. »Da drinnen hat jemand das Licht ausgeschaltet. Ich komme mir vor wie in einem Film, aber das Drehbuch kenne ich nicht. Die Regeln der Draußenmenschen sind kompliziert.«

»Fragen Sie. Regeln sind erlernbar, sogar Konfliktbewältigung. Fragen Sie Ihren Mann nach gemeinsamen Erlebnissen. Reden Sie mit Ihren Mitpatienten. Erzählen Sie von sich und der Suche nach Ihrer Identität. Teilen Sie Ihre Erfahrungen. Zeigen Sie Interesse an den anderen.«

Den Menschen gehe ich aus dem Weg. Wie könnte ich deren Erwartungen erfüllen? Ich verstehe nicht einmal meinen Mann Golo. Bei seinen Besuchen tätschelt er meine Wange, sagt ein ums andere Mal »Du musst noch viel lernen« und dass er Geduld mit mir hat, weil er mich liebt (fünf Buchstaben). »Ich tue alles für dich, gebe mein ganzes Geld für deine Heilung aus. Wenn du dich schon nicht an mich erinnerst, kannst du dir wenigstens vorstellen, dass du dich neu in mich verliebst?«

Was ist das denn für eine Frage?

Zu David sage ich: »Für mich sind das nur Worthülsen.«

Er reibt ein Ohrläppchen zwischen Daumen und Zeigefinger, rutscht an den Rand seines Sessels und fixiert mich. »Wissen Sie, in Ihrem Kopf verbergen sich so viele Bilder und Geräusche, sogar Gerüche. Würden Sie gerne mal Achterbahn fahren?«

»In einer Höllenmaschine sitzen, die innerhalb von 2,5 Sekunden auf hundert Stundenkilometer beschleunigt und meinen Körper in den Sitz presst? Der TV-Moderator hat gesagt, da schreit jeder. Warum sollte ich schreien wollen?«

»Ich rede von Empfindungen. Intensive Gefühle erleben ähnelt der Fahrt in einer Achterbahn. Wir haben schon mehrfach darüber gesprochen: Wenn Sie Emotionen von Figuren aus Filmen kopieren, ist das keine Lösung, im Gegenteil: Das verhindert den Weitblick. Der Mensch ist nicht stereotyp.«

Ja, ich weiß, zu viel Fernsehen macht doof. Aber was soll ich sonst hier tun, wenn ich wissen will, wie die Welt funktioniert? In gewissem Sinne bin ich ja schon doof, schlimmer kann es doch nicht mehr werden, oder? Nun, ich lese viel. Menschen mit retrograder Totalamnesie werden als Erwachsene geboren. Außer ihnen ist das sonst nur Adam und Eva passiert, sagt die Bibel. Ich würde gerne verstehen, was Kindheit und Jugend bedeuten.

In den meisten Fällen erinnern sich Gedächtnislose nach ein paar Monaten; sie können sich und andere wieder spüren. Ich konnte selbst nach einem halben Jahr nicht einmal mit meinem Namen etwas anfangen. David gab mir drei Bücher. »Ihnen sind Gefühle zwar fremd, aber Sie haben Verstand. Der Psychologieprofessor Paul Ekman fand heraus, dass alle Menschen – außer Psychopathen – nonverbal Emotionen auf die gleiche Weise ausdrücken: im Gesicht und mit dem Körper. Auch der ehemalige FBI-Agent Joe Navarro hat die wortlosen Kommunikationscodes entschlüsselt. Er erklärt, wie wir uns verraten. Wenn Sie die Empfindungen anderer erkennen, bekommen Sie vielleicht Zugang zu Ihren eigenen und damit zu Ihren Erinnerungen.«

Seitdem übe ich jeden Tag. Ich lese Menschen, übersetze ihre Mimik und Gestik in Worte, etwa so, wie die Draußenmenschen Vokabeln in fremde Sprachen übersetzen. Ich denke Gefühle.

Bei David muss ich mich besonders anstrengen. Meistens trägt er seine Psychotherapeuten-Maske. Jetzt zupft er schon wieder an seinem Ohr. Ich rufe mir Paul und Joe ins Gedächtnis und komme zu dem Schluss: David ist unsicher (acht Buchstaben). Warum? Er ist doch hier der Chef. Kann er nicht sagen und tun, was er will?

David schiebt sich mit einem Ruck zurück in den Sessel und schließt die Augen. Er legt seine Beine übereinander. Sein Fuß wippt erst leicht, dann stärker. Was jetzt kommt, wird mir nicht gefallen.

»Ich fürchte, Sie brauchen ein Wunder«, sagt er leise. »Ihr Mann …«

Golo. Ich verstehe nicht, wie mich jemand kennen kann

und ich ihn nicht. Das hat keinen Sinn. Er verkauft in seinem eigenen Laden Dinge wie Badewannen, Waschbecken und Toilettenschüsseln. Er ist zu allen freundlich (zehn Buchstaben). Er hat sich mir am Anfang meiner neuen Zeitrechnung als Ehemann vorgestellt. Er besucht mich jeden Tag und hofft.

»Golo möchte mit Ihnen leben«, sagt David.

Ich gähne. Gerne würde ich mehr schlafen, aber David gibt mir keine Tabletten – auch keine Psychopillen. Ich darf nicht dahindämmern. Drei meiner fünf Sinne sind ja schon betäubt.

»Kommen wir noch einmal zurück zu Ihrem Beruf. Mit diesem Therapieansatz hatten wir leider bis dato keinen Erfolg. Fällt Ihnen immer noch nichts ein zu Ihrer Zeit als Kindergärtnerin?«

Wie ich benutzt er den altmodischen Ausdruck *Kindergärtnerin* statt *Erzieherin.* Die Vorstellung, dass die Großen an den Kleinen ziehen, passt uns beiden nicht. Da fehlt die Würde. Kinder sind kein Spalierobst.

Ich halte die Luft an.

»Das hatten wir schon, Frau Osterbeck. Atmen Sie!«

Ich stoße einen Schwall Luft aus. »Da ist nur eine schwarze Wand und dahinter nichts. Ich könnte ebenso gut Meeresbiologin gewesen sein.«

Er lächelt. »Na, dann greifen wir doch Ihre Idee auf. Nehmen wir an, diese Klinik hier ist Ihre Taucherglocke, und Sie atmen seit zwei Jahren künstlichen Sauerstoff, ohne darüber nachzudenken, dass der irgendwann knapp wird, wenn Sie nicht wieder zurück an die Oberfläche des Ozeans schwimmen. Und ich versichere Ihnen: Er wird knapp. Jetzt! Denn Ihr Mann möchte Sie so schnell wie möglich wieder in seinem echten Leben haben, wenn Sie in den nächsten Wochen keine Fortschritte machen. Also: Klettern Sie aus Ihrer Glocke. Ich weiß, dass es Ihnen schwerfällt, aber arbeiten Sie an Ihrer Kommunikation. Gehen Sie auf Ihre Mitpatienten zu. Unterhalten Sie sich im Speisesaal. Reden Sie mit Kurt Kutte Friedrich, mit Marie Matuschek. Vor allem Finn Schnabel steht Ihnen doch auf eine besondere Weise nahe. Auch die Kantinenchefin freut sich über ein paar nette Worte. Das ist Ihre Hausaufgabe bis zur nächsten Stunde.«

Mit Hausaufgabe und Schule schwingt in mir keine Erinnerung. Auch da streikt mein Mandelkern. Der antike Wecker tickt so laut, als würde David auf den Tisch klopfen.

Schweigen, diese Schleimspur, breitet sich zwischen uns aus. Wozu über Erinnerungen reden, die nicht existieren? Golo gibt sich sehr viel Mühe. Vor ein paar Wochen hat er auf dem Klinikrasen Austern in einem geeisten Sektkübel arrangiert. Ich habe ihn gefragt, ob wir jetzt Enten füttern gehen. Er hat geseufzt. »Das ist ein romantisches Picknick.« Vermutlich hätte sich eine Draußenfrau über diese Geste gefreut (sieben Buchstaben). Seit dem Unfall habe ich jedoch nicht nur mein Gedächtnis verloren. Selbst Golo vergisst manchmal, dass ich nicht riechen, schmecken und fühlen kann. Ich sehe und höre, das ist alles. Und für mich ist Romantik nur ein Wort mit acht Buchstaben.

David sagt: »Außerdem erwarten wir morgen einen weiteren Patienten. Das Fremde wird Ihnen guttun. Es rüttelt auf, inspiriert. Also: Raus aus der Taucherglocke.

Heißen Sie Ihren Mitpatienten willkommen. Tun Sie Dinge, die Sie noch nie getan haben. Und bitte geben Sie die Hoffnung nicht auf! Die Stiftung wird auch weiterhin für Sie da sein und die Kosten übernehmen.«

»Welche Stiftung?«

»Die Greta-Kieselstein-Stiftung. Erinnern Sie sich nicht? Ich habe Ihnen drei Monate nach Ihrer Aufnahme bei uns davon erzählt.«

»Tut mir leid. Da habe ich nicht zugehört. Oder es vergessen.«

David schaut auf die Uhr. Er kann die Zeiger sehen. Ich nicht. Er legt die Hände auf seine Oberschenkel. »Also gut. Nächstes Mal informiere ich Sie. Versprochen.«

David steht auf, das Zeichen, dass die Stunde beendet ist. »Frau Osterbeck, eine Frage habe ich noch: Vermissen Sie etwas? Ein Buch? Bargeld? Schmuck?«

»Ich habe keinen Schmuck.«

»Und sonst?«

»Alles da.«

»Gut. Bitte passen Sie auf Ihre Sachen auf. Es gibt Anlass zur Besorgnis. Bis in drei Tagen!«

Ich trete auf den Gang.

Golo, warum willst du mich aus der Klinik holen?

Ich spaziere in *Haus Eins* im ersten Stock über den Flur, vorbei an einem Pulk Patienten, die auf vier andere Ärzte und Psychotherapeuten warten. Die meisten grüßen mich oder nicken mir zu, wenden sich jedoch gleich wieder ab. Sie erwarten keine Antwort.

Nur der Althippie in Lederhosen, Stirnband und einem

T-Shirt mit dem Aufdruck *Riders on the Storm* hebt lässig eine Hand.

»Hey, Lea, allet frisch?«

Ich überlege: Golo will mich mitnehmen. Also: Raus aus der Taucherglocke. Lernen. Kommunizieren. Notfalls auch mit Kurt.

»Ja, Kutte, ich habe heute Morgen geduscht.«

Er lacht.

Die anderen auch.

Aha.

»So genau will ich es nicht wissen. Ist schon in Ordnung, Mädchen.«

Eine Therapiestunde im geschlossenen Raum raubt Finn Schnabel mehr Energie als ein ganzer Tag mit seinen quirligen Hunden auf dem Übungsplatz. Am See streifen Wind und Wasser ungehindert über seine Haut. Er zieht alle Kleider vom Körper, krault hinaus, legt sich auf den Rücken, schließt die Augen und lässt sich treiben. Er genießt die Wärme auf seinem Gesicht, die Schwerelosigkeit und die aus dem Freibad herüberschallenden Rufe der Kinder, bis er trotz der Mittagshitze in der Strömung fröstelt. Er dreht unter Wasser eine Rolle vorwärts, schwimmt im Schmetterlingsstil zurück an den Strand, hält inne und wirft einen langen Blick auf die wohltuende Weite des Wassers. Dann trocknet er sich ab und schlüpft in seine kurze Jeans. Er mag es, wie der weiche Stoff über den Knien ausgefranst ist. Er winkt seinem Freund, dem Doc, durch die Scheibe des Behandlungszimmers zu, dankbar, dass er nur noch in ambulanter Behandlung in der Klinik ist.

Vor drei Jahren war Finn verloren im Nirgendwo. Er kennt das beklemmende Gefühl, nicht zu wissen, wie er heißt. Alles war neu. Fremde Menschen erzählten ihm, dass er keine Bananen mochte, dass er Tiere liebte. Eine Frau, angeblich seine Mutter, meinte, er sei verheiratet, aber seine Ehefrau besuchte ihn nie. Ebenso gut hätte jemand ihm erzählen können, er züchte auf dem Mond Ratten. Ein Teil seines Gehirns war ausgeknockt. Dann: Ein paar Monate Hypnose und – zack! Die Erinnerungen flossen zurück in seinen Kopf.

Jetzt kehrt er dem Klinikgelände den Rücken, überquert pfeifend die Straße, tritt durch das Tor auf den Bürgersteig und lacht, als die Husky-Dame, die Schäferhunde und die Golden Retriever hinter seiner zum Haus umgebauten Remise auf ihn zustürmen.

Am frühen Abend fährt er in die Innenstadt und setzt sich in einem Café unter einen Sonnenschirm. Es dauert keine zehn Minuten, bis eine junge Frau mit Sommersprossen den Kopf seiner Huskydame tätschelt. »Diese Augen. Ist das ein Schöner. Wie heißt er?«

»Sie heißt Jackie. Willst du was trinken?«

Barbesuche sind nur halb so effektiv, und Frauen sind bei Tageslicht lebendiger. Sie sich schön trinken, lehnt Finn außerdem ab. Jackie hechelt freundlich. Die Frau mit den Sommersprossen hat ein Wangengrübchen und erzählt von ihrer Kindheit auf einem Bauernhof. Sein Interesse ist nicht gespielt. Unpersönlicher Sex langweilt ihn.

»Jetzt bin ich Zahnarzthelferin, und meine Chefin hat einen Chihuahua. Aber das ist ja kein Hund.«

»Eher eine Klobürste.«

Sie prustet los, und er sagt: »Meine drei Schäferhunde, die beiden Golden Retriever und der Fuchs sind echte Kerle.«

»Wow, wo trainierst du sie?«

Zwischen Halbschlaf und Aufwachen hat Finn die Hübsche von gestern Abend vergessen. Seine Hand liegt auf Sabines leicht gewölbtem Bauch, auf ihrer nachtwarmen Haut. Er freut sich auf ihren trägen Silberblick, wenn sie bald die Augen öffnet, küsst in Gedanken Brötchenkrümel aus ihrem Mundwinkel. Er liebt ihr gemeinsames Leben, jede Minute – bis die Zeitschaltuhr die Espressokanne in Gang setzt, er das kalte Laken unter seinen Fingern spürt und sich daran erinnert, dass Sabine und das Baby tot sind. Trauer, diese Schlingpflanze, kriecht an ihm hoch. Erinnern ist nicht immer ein Segen.

Finn ist mein Kontrastprogramm. Er könnte jeden Ben-Becker-Ähnlichkeitswettbewerb gewinnen – mit dem Schauspieler in seinen jungen Jahren. Alles ist groß an ihm. Blond und verwegen gibt er als Feuerwehrmann den Neuzeithelden. Manchmal belausche ich zusammen mit Kalle seine Gespräche mit David. Unser Klinikleiter sagt, Finn versteckt sein Inneres hinter Tapferkeit (zehn Buchstaben). Er flucht in einer tiefen, gutmütigen Stimmlage.

Während ihn die Leute irritiert mustern, schaut er mit der Gelassenheit eines Bernhardiners in die Welt und zwinkert mir zu. Wenn er da ist, brauche ich keinen Fernseher, kein Radio, keine Zeitung.

Finn, mein Fenster zu den Draußenmenschen, sitzt mit Kalle im Garten vor dem Haselnussbaum. Ich schlendere von der Kantinenterrasse über den Rasen zu ihm. »Hi«, sage ich, beuge mich zu ihm herunter und scanne sein Gesicht. »Grüß dich, deine Augen sind so klein. Hast du zu viel ferngesehen?«

Finns Gesicht wirkt angestrengt, als bräuchte er Kraft für das Lächeln, das er mir schenkt. »Ach Lea, das Leben ist ein paar Zacken schärfer als jedes Programm, das dir der Doofguck vorgaukelt.«

»David meint, ich soll mit dir reden, weil du mir auf eine besondere Weise nahestehst.«

Er blinzelt. »Oha!«

Ich setze mich zu ihm ins Gras.

»Was weißt du über die Greta-Kieselstein-Stiftung?«

Auf seiner Stirn entstehen zwei Falten. »Redet Golo nicht mit dir?«

»Das hat mich David auch gefragt.«

»Na gut, dann fange ich wohl am besten von vorne an: Vor elf Jahren hat Frau Greta als stinknormale Bibliothekarin gearbeitet. David steckte in einer tiefen Sinnkrise. Er wollte in einem Krankenhaus alternative Heilmethoden einführen und stieß bei den Schulmedizinern auf massiven Widerstand. Als es ihm besonders dreckig ging, vererbte eine Ärztin der Naturheilkunde den Kieselsteins eine wertvolle Büchersammlung und ein paar sehr teure Gemälde. Frau Greta jedoch verkaufte das Zeug und spekulierte mit der Hälfte des Schotters zwei Jahre lang an der Börse. Keine Ahnung, um welche Art Aktien es sich da genau handelte. Ich kenne mich in dieser Finanzblase nicht aus, aber eins weiß ich: Das Verlustrisiko lag in einem Bereich, in den sich kein Mensch hineinwagt, der ein Fitzelchen Hirn in der Birne hat. Jedenfalls: Nach dem Verkauf der Papiere haben sie diese Privatklinik eröffnet und die Stiftung gegründet.« Er lacht und schüttelt sich, als wollte er etwas loswerden. Jedes Mal, wenn er eines dieser Geldworte ausspricht, schwingen seine beiden Arme gleichzeitig auf und ab, als würde er seine Rede ohne Taktstock dirigieren. Am Ende klatscht er sich auf die Oberschenkel und schnaubt wie ein arabischer Vollbluthengst, der in einer engen Koppel das Gatter eingetreten hat.

»Verstehst du?«

Ich schüttle den Kopf.

Finn legt einen Arm um meine Schultern. »Willkommen im Club der Ahnungslosen.«

Ich rücke von ihm ab, und er zieht seinen Arm weg. »Entschuldigung.«

»Mhm«, sage ich. Obwohl Finn ungefähr so oft seine Freundinnen wechselt, wie er seinen Jeep Cherokee in die Waschanlage fährt, ist er kein Grabscher. Er fasst Menschen, die ihm etwas bedeuten, gerne an, und außer mir mag das hier jeder. Die anderen Drinnenmenschen vermissen Körperkontakt.

»Tja, wie auch immer: Weder David noch ich können es bis heute fassen, dass seine Frau gesagt hat: ›Ich habe geträumt, was ich tun soll.‹ Und jetzt sorgt die Greta-Kieselstein-Stiftung dafür, dass du nicht mit deinem heiß geliebten Ehemann zusammenwohnen musst und ich Therapien genießen darf, die ansonsten für mich unbezahlbar wären.«

»Wieso sollte die Stiftung dafür sorgen, dass ich hier sein kann?«

Er zieht eine Augenbraue nach oben. »Das Programm für Langzeit-Gedächtnislose? Du weißt nichts davon?«

»Nein.«

»Merkwürdig. Ich habe zufällig auf dem Flur mitbekommen, wie David deinen Mann gebeten hat, es dir zu sagen. Ist ewig her. Nach den ersten drei Monaten hat die Stiftung alle Kosten für dich übernommen. Das hättest du wissen müssen.«

Was wäre nach so einer Offenbarung das adäquate Gefühl? Verwirrung (zehn Buchstaben)? Ich zupfe einen Halm aus dem Rasen und werfe ihn in die Luft. Dankbarkeit (elf Buchstaben) für David und Frau Greta? Ich ziehe die beiden Worte in meinem Kopf in die Länge. Der Grashalm trudelt zu Boden und verschwindet wieder im Grün.

Als Finn zum ersten Mal Lea begegnete, war Kalle noch nicht geboren. Sie waren beide Verwirrte, geflüchtet in diese Klinik, im Draußen gab es keinen Platz mehr für sie. Lea Osterbeck war die krasseste Herausforderung, seit der Doc die Privatklinik für Amnesiekranke leitete. Selbst Monate nach ihrem Unfall redete sie nicht, ihr Gesicht blieb starr, die Schultern hochgezogen, der Kopf gesenkt. Eine Pappkameradin, die mit Finn die

Mahlzeiten teilte, mit der er in den Gruppentherapien saß, mit der er rausging und die Mücken am See zählte. Mann, Mann, Mann, wie oft hatte er nach ihrem Puls am Handgelenk oder am Hals getastet, nur um zu checken, ob sie noch lebte. Jeder Gedächtnislose erinnert sich irgendwann. Aber sie wirkte wie ein Neugeborenes, das jemand in der Wüste ausgesetzt hatte.

Nach vier gemeinsamen Monaten wurde Finn aus der Klinik entlassen. Seitdem ist er in ambulanter Therapie.

Ein paar Wochen später wurde er als Feuerwehrmann zu einem ungewöhnlichen Einsatz gebeten. Seit fünf Tagen hatte es geregnet. Der Heiligensee trat übers Ufer, überschwemmte Strand und Rasen. Terrasse und Keller blieben trocken, die Klinikgebäude stehen auf einer Anhöhe. Vor dem Tor glaubten er und sein Kollege noch, es sei eine Bagatelle. Allerdings mussten sie dann nicht Hunde aus einem Bau retten, sondern eine Fuchsfamilie. Hunde hätten sie durch ihre Artgenossen aufstöbern lassen können, aber Füchse?

Ohne Gruß trat Lea damals hinter der Kastanie hervor. Blätter quietschten unter ihren Gummistiefeln. Finn nickte ihr zu. Sie reagierte nicht. Kein Blick. Keine Geste. Als hätte sie nicht Monate mit ihm in dieser Meisenburg verbracht. Der Ostfriesennerz und der bunte Stoff ihres Kaftans standen im Kontrast zu ihrem Gesicht, in dem sich kein Muskel bewegte. Eine gut geschminkte Tote hätte lebendiger ausgesehen. Die Feuerwehrmänner legten dicke Schläuche in die Erde, pumpten das Wasser aus dem weitläufigen Gangsystem. Zum Ende hin blieben nur noch Rinnsale, die in den Heiligensee flossen. Finn und der Kollege steckten ihre Köpfe in die Löcher und horchten auf keckernde Laute, auf Quieken.

Nichts.

Neben dem alten Holzstapel an der Grenze zum FKK-Gelände rissen sie Brombeersträucher aus dem Boden und fanden darunter eine Drainageschicht aus Sand. In der lockeren Erde konnten sie unmöglich Bagger einsetzen. Der unterirdische Fuchsbau wäre in sich zusammengefallen. Sie griffen zu Schippe und Spaten.

Frau Greta versorgte sie mit heißem Ingwertee.

Lea überwachte jeden Handgriff der Bergungsarbeiten. Nach einer Stunde bauten die Feuerwehrmänner Scheinwerfer auf, gruben in zwei Metern Tiefe mit archäologischer Vorsicht weiter und hoben Gänge aus.

Finn horchte auf. »Da winselt einer!«

Sie buddelten und tasteten die Erde mit bloßen Händen ab. Nach einer weiteren Stunde zogen sie eine Fuchsfähe und fünf Junge heraus und legten sie aufs Gras. Keines der Tiere bewegte sich.

Finn schluckte. »Das war's. Mehr können wir nicht tun.«

Der Doc untersuchte die triefenden Fellkörper, schüttelte fünf Mal den Kopf. Beim sechsten – einem kleinen, rostfarbenen Bündel – stockten seine Hände. Er wischte Blut aus dem Welpengesicht und legte das linke Ohr frei. Winzige Vier-Krallen-Pfoten zuckten in der Luft. »Nur ein Riss im Ohr. Das bekommen wir hin.«

Finn drückte zwei Finger auf die weiße Brust des Winzlings. Der Welpe spuckte Wasser und öffnete die noch blauen Augen. Das Köpfchen sank kraftlos zur Seite. Unter seiner Hand spürte Finn mehr ein Zittern als ein Atmen. Trotzdem legte er Lea den Welpen auf die Hände. In diesem Augenblick hätte er eine Menge für ein Zucken in ihrem Gesicht gegeben, für irgendein Zeichen, das auf eine Gefühlsregung schließen ließ. Nach einer Ewigkeit senkte sie die Nase in das schmutzig graubraune Bündel. Er grinste. »Okay, Lea, jetzt päpple du den Kleinen auf, und ich schwöre dir: Den Wildfang bilde ich als deinen ganz persönlichen Therapiebegleiter aus.«

Der Doc lächelte. »Danke, mein Freund.«

»Immer wieder gern.«

Frau Greta fasste Lea an der Schulter. »Kommen Sie, Liebes. Wir brauchen Decken, Milch, Kamillentee und eine Spritze.«

Die Feuerwehrmänner legten die Fuchsleichen zurück in den Bau und schütteten ihn zu. Sie rollten die Schläuche zusammen, schlugen die Erde von den Spaten ab und schoben die Pumpen zum Löschwagen auf der Straße. Dabei schauten sie sich nicht in die mit Dreck verschmierten Gesichter.

Finns Kollege ließ den Motor an. »Ein wildes Tier als Therapiebegleiter ausbilden? Sonst noch was?«

Finn zuckte mit den Schultern. »Der Kleine überlebt sowieso nicht.«

Finn sieht Lea gedankenverloren zu, wie sie Grashalme ausreißt und in die Luft wirft, als der Anruf kommt. Er rast mit seinem Jeep Cherokee zur Feuerwache. Wenige Minuten später fahren er und seine Kollegen auf den letzten Bauernhof in Heiligensee. Flammen fressen das Holzhaus und den Stall, bevor sie die Schläuche in Stellung bringen können. Das Wasser löscht nur noch den Rauch und tropft von den Steinfundamenten. Die Feuerwehrleute stehen vor den geschrumpften Leibern des alten Bauern, der Kühe und der Pferde. Es stinkt nach verbranntem Fleisch. Der Adrenalinschub, der ihn sonst zu Höchstleistungen peitscht, bleibt aus. Er fröstelt und kotzt auf verdorrte Disteln.

In dieser Nacht sinkt die Temperatur in Finns Remise gerade mal auf zwanzig Grad. Trotzdem wickelt er sich in seine Bettdecke. Den Brandgeruch bekommt er nicht aus der Nase. Hinter seinen geschlossenen Lidern entwickelt sich das faltige Gesicht des Bauern, seine störrischen Barthaare fangen Feuer. Kopf und Körper verschmelzen zu einer schwarzen Masse.

Finns Augen jucken. Er springt aus dem Bett, stolpert über den Teppich. Er läuft nach draußen und legt sich neben Kalle in eine Hängematte zwischen zwei Eichen. Seine Oberschenkel zittern. Über seiner Gänsehaut bildet sich ein Schweißfilm.

Kalle stupst gegen seine schlaff aus der Hängematte ragende Hand.

Hinter Finns geschlossenen Augenlidern rennt Sabine aus der gemeinsamen Wohnung auf ihn zu, ihr blaues Kleid in Flammen. Die Katze kreischt.

Er steht vor der Asche, die nicht abkühlen will, einen Fetzen Stoff in der Hand, blau mit Punkten, die nicht mehr weiß sind.

Kalles Fangzähne knabbern kaum wahrnehmbar an seinem Daumen.

Finn stöhnt in die Stille, kippt aus der Hängematte und wankt zurück in die Remise. Er starrt das im Kreis eingedrehte Lasso über der Couch an. Wenige Atemzüge später löst er es von der Wand und tritt ins Freie. Er knüpft einen Knoten.

Kalle steht auf, sein Fell sträubt sich.

Finn wirft das Seil drei Meter hoch über den Ast der höchsten Eiche zwischen Haus und Trainingsgelände.

Kalle betrachtet den herunterbaumelnden Strick und bellt. Er holt die Hunde. Die Golden Retriever, die jungen Schäferhunde, die Huskydame Jackie und Kalle rennen auf Finn zu. Sie umkreisen ihn.

»Was?«, fragt er.

Die Tiere bleiben stehen, neigen ihre Köpfe und hecheln, als wären vierzig Grad im Schatten.

»Ist ja gut, ihr Nervensägen.«

Seine Hände gleiten von der Lassoschlaufe.

Kalle keckert, springt nach vorne und zieht an dem Strick. Die Seilschlange fällt vom Baum, begräbt ihn unter sich. Gemeinsam befreien Finn und die Hunde den wild bellenden Kalle. Jackie und die Jungs werfen Finn auf den Boden, lecken über sein Gesicht und seine Hände.

»Saubande!«

Im Körpertherapieflur hängen an den Wänden Zeichnungen, die ich nicht deuten kann: Ein picassoreskes Gesicht mit zahnlosem Mund, leere Luftblasen über einem verdrehten Körper. Rotgeränderte Gehirne hüpfen aus schwarzen Tulpenköpfen, zwei von ihnen zerspringen auf dem Boden.

Eine junge Frau bleibt neben mir stehen. In ihrem pinken Jogginganzug mit Glitzersteinen sieht sie ein wenig aus wie *Cindy aus Marzahn.* Allerdings ist sie weit weniger frech und aufmüpfig als die Kunstfigur der deutschen Stand-up-Komikerin Ilka Bessin. Meine Mitpatientin wirkt lediglich wie ihre ausgestopfte Schwester. Nur ihre Kiefer mahlen unentwegt. Mir fehlt die Lust am Essen. Sie ist immer hungrig. Kaum hat sie sich mit Nudeln, Brot und Sahnetorte vollgestopft, vergisst sie, was sie gerade verdrückt hat. Sie vergisst, dass sie satt ist.

Hannes Diek, der Pfleger mit der Michelin-Männchen-Figur und den hübschen Locken, lächelt, aber seine Augen bleiben stumpf. Er öffnet die Tür zum Musikzimmer, schiebt Cindy hinein, hilft ihr auf einen Platz hinter der Trommel und geht wieder. Ihre Familie kann sich ihn leisten.

Finn hat mir über Cindy verraten: »Ohne die finanzielle Unterstützung durch ihre Familie könnte das Mädel nicht hier sein. Eine Eins-zu-Eins-Betreuung übersteigt sowohl die Mittel der Klinik als auch die der Stiftung. Du hast Glück.«

»Glück?« (Fünf Buchstaben)

»Ein Leckerbissen des Schicksals. Allerdings versteht jeder Mensch etwas anderes darunter.«

Im Therapieraum stehen sieben afrikanische Djemben im Kreis. Schweigend setze ich mich auf einen im Schatten stehenden Hocker neben Finn. Als einziger Draußenmensch darf er hier sein. Heute riecht er wie der geräucherte Fisch, den es freitags manchmal bei uns gibt, und schaut abwesend auf den Boden.

Cindys Hände liegen auf einer Trommel. Sie schaut durch mich hindurch. Vier andere Frauen in T-Shirts und Jogginghosen gucken gelangweilt.

Badu lächelt zur Begrüßung. Wir tragen ähnliche Baumwollkaftans, aber die Therapeutin hat sich zusätzlich ein Tuch um den Kopf drapiert. So kunstfertig bekomme ich das nicht hin, obwohl sie es mir schon einige Male gezeigt hat.

Finn starrt sie an, den hellsten Stern am Himmel von Westafrika. Sie stammt aus Burkina Faso. Die beiden Ziernarben auf ihren Wangen trägt sie mit Stolz (fünf Buchstaben).

Die anderen Frauen kichern.

Ich beuge mich zu Finn hinüber und senke meine Stimme. »Warum fragt David mich, ob ich Schmuck vermisse? Ich habe keinen Schmuck.«

Finn runzelt die Stirn. »Ich höre mich mal um.«

Badu entlockt ihrer Djembe einen kurzen, knackigen Slap.

»Willkommen! Lasst uns atmen und unseren gemeinsamen Herzschlag finden.«

Das Instrument klemmt zwischen meinen Schenkeln. Zusammen mit den anderen will ich der Aufforderung unserer Therapeutin folgen. Ich schließe die Augen, suche nach meinem Herzschlag, finde ihn nicht. Meine Hände tanzen, meine Fingerbeeren gleiten über die Ziegenhaut. Ich spüre sie nicht, aber meine Handballen erzeugen Geräusche, die sich nicht im Einklang mit den anderen Trommlern befinden. Meine Ohren dröhnen. Ich halte inne und blinzle.

Cindys Hände neben mir bleiben bewegungslos.

Badu nickt.

Noch einmal auf Anfang.

In Badus Takt. Im Takt der anderen. Immer gleich. Im Rhythmus. Immer gleich. Monatelang bin ich gescheitert.

Jetzt drifte ich das erste Mal ab in eine Trance.

Als ich die Augen öffne, scheint die Sonne in mein Gesicht, meinen Körper durchzieht ein Anflug von Müdigkeit, in meinem Kopf öffnet sich eine winzige Leere, die Badu als meditativ bezeichnet.

»Tschüss«, sage ich und bin auch schon auf dem Flur, ich halte mich nie lange bei den anderen auf. Um die Ecke höre ich leise chinesische Meditationsmusik, die Stimme der Qi-Gong-Lehrerin. Ich öffne die Tür zum Treppenhaus.

Hinter mir schnauft Cindy.

Ich bleibe stehen, schaue über ihre Schulter zurück in den Gang. Er ist menschenleer. Normalerweise soll Hannes Diek immer an Cindys Seite sein.

Sie greift nach mir. »Hunger!«

»Diek kommt gleich.«

Ihre Finger kneifen in meinen Arm. Ich sehe die Delle in meiner Haut. Wenn sie weiter an mir herumdrückt, bildet sich dort ein blauer Fleck. Das ist nicht gesund. Ich greife nach ihrer Hand, aber das Mädchen hat eine Mordskraft.

»Hunger!«

Jetzt heult sie auch noch.

Hannes Diek biegt um die Ecke. Sein Gesicht ist gerötet. »Sorry für die Verspätung. Ich hatte ein kleines Problem.«

Cindys Arm fällt herunter. Auf ihrem Gesicht leben

nur noch die Schweißtropfen. Die Ballonseide ihres Jogginganzugs schlägt Falten über ihrem Bauch und ihrer reglosen Brust.

Der Spielraum im Parterre ist verwaist. Im Fernsehzimmer sitzen die doofgucksüchtigen Jungs Jakob und Christian. Im Dauergrinsmodus schauen sie Kater Tom zu, wie er in einem Zeichentrickfilm den Mäuserich Jerry jagt und dabei immer wieder auf die Schnauze fällt.

»Die Gefühle von Fernsehfiguren zu kopieren, ist keine Lösung«, sage ich.

Die Jungs heben ihre Köpfe.

Jakob sagt: »Hä?«

Kater Tom prallt gegen eine Betonwand.

Gelächter.

Diek grinst und setzt sich zu ihnen.

Cindy dreht einen Stuhl zur Wand, setzt sich, beugt sich vor und fährt mit dem Zeigefinger über die Maserung der Raufasertapete. Sie knibbelt an dem Rand einer in orangener Farbe getünchten Bahn herum. Vielleicht leben ja hinter der Tapete winzige Mücken, gefangen im Kleister, und nur Cindy hört, wie sie um Hilfe flehen. Die Tapete löst sich, sie betrachtet den nackten Beton. Was würde Finn in einer solchen Situation tun? Langsam lege ich eine Hand auf ihre Schulter und ziehe sie sofort wieder weg. Cindy hebt den Kopf und dreht ihn zu mir. »Wo ist Bob?« Tränen laufen über ihr bewegungsloses Gesicht.

Die Jungs und Diek lachen in den Doofguck.

Ich trete zurück, laufe zur Tür, laufe durch den Speiseraum auf die Terrasse ins Freie. Es ist zehn Uhr. Ich atme die Luft ein und wieder aus. Ein und aus. Keine Kreislaufirritation. Kein Schwindel. Mein Herz schlägt gleichmäßig. Gestern. Heute. Morgen.

Gleich nach dem Unfall, als ich aus meiner kurzen Bewusstlosigkeit erwacht bin, hat Golo mir unsere Heiratsurkunde gezeigt, unsere Namen, meine Unterschrift.

In vielen Filmen und Büchern ist Liebe (fünf Buchstaben) die Königin der Gefühle. Ich möchte sie kennenlernen.

Ich laufe hinunter zu der Trauerweide, teile die Blätterstränge, setze mich auf das Moos und betrachte meine Hände. Ich schiebe die Ärmel meines Kaftans nach oben und den Saum bis zu den Oberschenkeln. Ich betrachte die aufgestellten Härchen. In meiner Haut wohnt eine Fremde.

Kalle sucht die Nähe der Menschen. Sogar an die mit der käsigscharfen Duftnote hat er sich gewöhnt. Golo, der Gefährte der Wölfin, steht vor dem Klinikbau im Schmetterlingsflieder. Die Farben verblassen unter der Hitze des Tages.

Der Besuchsmensch steckt seine Nase in die lila, roten und weißen Blüten. Will er sie fressen? Seine Stimme klingt freundlich. Seinen Geruchsstempel kann Kalle nicht klar erfassen, er hat etwas von einem Stinktier. Außen ein seidig-glänzendes Fell. Im Innern jederzeit bereit, aus der Drüse an seinem Hintern ein Sekret ins Gesicht zu sprühen. Kalle niest. Legt sich flach auf den Boden. Golo reagiert nicht. Er hat sein dickes Vier-Augen-Ding dabei und guckt in den Park. Will Golo die Wölfin beschützen?

Kalle schiebt sich nach hinten. Am Ende des Gebüschs pikst ihn ein Rosendorn in die Flanke. Er unterdrückt ein Knurren. Schnüffelnd fragt er die Luftströme über der Erde nach Golos Revier. Die Fährte führt hinter das Klinikgelände. Der Zaun beschützt den Bau vor den großen Blechkisten mit Rädern. Kalle schnürt durch das Tor. Der Boden unter seinen Pfoten bebt. Die Straße ist voller Blechkisten. Sie sind schneller, als er rennen kann. Sie haben mehr Kraft. Ihre Ausdünstungen betäuben kurz seine Sinne. Das kann sonst nur der Wind. Er verfällt in einen schnellen Trab. An einer dieser merkwürdigen Blechkisten wittert er Golo. Er springt hinauf. Hüpft auf dem geschlossenen Teil des Daches herum. Das hier ist sein Revier! Über der offenen Stelle in der Mitte hebt er ein Bein. Grunzt und keckert. Genüsslich befreit er sich von dem Druck auf seiner Blase. Der Sitz unter ihm riecht nicht mehr nach Golo.

Auf dem Heiligensee kreist ein Schwarm Mücken um einen Ast. Das Wasser trägt Kindergeschrei von dem gegenüberliegenden Freischwimmbad an unser Ufer und übertönt das Summen. Wenn ich mich bei David über den Lärm beschwere, redet er von Lebensfreude (zwölf Buchstaben) und dass ich privilegiert bin. Der einzige klare See hier in der Gegend ist privat, bis auf das

Schwimmbad und eine Aussichtsplattform. Nur Anlieger dürfen ihn mit Booten ohne Motor befahren.

Die Trauerweide kann von Glück (fünf Buchstaben) reden, dass sie bei dieser Hitze am Wasser steht. Über meinem Kopf zwitschert ein Buchfink. Ich lehne den Rücken an den Stamm. Blätter rascheln im Wind. Die Kinderstimmen verstummen. Hier und jetzt könnte ich bleiben, bis meine Haare und meine Fingernägel nicht mehr wachsen. Ich döse. Kalle lässt sich mit einem Gurren neben mir nieder. Ich spähe durch die Blätterarme der Weide. Sie reichen bis zum Boden. Ein Neuer steht bis zu den Knien im See, die Anzughose hochgekrempelt, die Ärmel seines Jacketts bis zu den Ellenbogen geschoben. Er gähnt. Auf dem Nachbargrundstück stürzt sich eine Gruppe nackter Männer und Frauen mit viel Gekreisch in den See. Der Mund des Neuen bleibt offen.

Fragt er sich, was diese Menschen so euphorisch (zehn Buchstaben) macht? Ich weiß nicht, wie sich das anfühlt, wenn Sonne, Wind und Wasser die Haut berühren. Nacktsein sieht so praktisch aus. Zumindest an den Füßen, ich brauche nur im Winter Schuhe und Strümpfe.

Kalle schaut mich an mit seinem Katzenblick.

Der Neue beugt sich nach vorne und klatscht sich mit beiden Händen Wasser ins Gesicht, von der Sonne durchleuchtete Tropfen bespritzen T-Shirt und Hose.

Kalle richtet seine Ohren nach vorne, steht schmal auf seinen langen Beinen und steckt die Nase durch zwei Blätterstränge. Keine Ahnung, was ihn interessiert. Ich studiere den Kopf des Mannes, eine Mischung aus Bruce Willis, Christian Berkel und dem *Grafen* von *Unheilig:* polierte Glatze, herzförmiger Mund, geteilter Kinnbart.

Für so was ist der Doofguck gut.

Der Neue setzt sich ans Ufer. Seine Schultern und seine gesamte Haltung unterscheiden ihn von den Kerlen auf der Mattscheibe: Die Schultern hängen durch, er krümmt den Rücken und schnieft. Ich wette, gleich flennt der los. Ich will nicht, dass der in unseren See plärrt. Die Heulbojen unter den Drinnenmenschen hier in der Klinik nehmen so viel Raum ein. Gefühle werden überschätzt.

David plappert in meinem Kopf: *Das Fremde rüttelt auf, es inspiriert. Heißen Sie Ihren neuen Mitpatienten willkommen.* Ich halte die Luft an, stehe auf. Kalle blinzelt in die Julisonne. Pfote an Fuß schlendern wir auf den Neuen zu. Ich atme aus. »Espresso?«

Der Mann hebt langsam den Kopf. Seine grauen Augen sind halb geschlossen. Er gähnt und zieht eine Braue nach oben, als hätte ich ihn gefragt, ob er mit mir zum Mars fliegen will, Himbeeren pflücken.

»Guten Tag. Die Frau, die mich hierhergebracht hat, sagt, ich heiße Tom. Der See ist sehr kalt.«

»Ich schwimme nicht.«

Die Schatten der Blätterstränge tanzen über unsere Füße. Tom legt eine Hand über seine Augen. »Was glitzert dort drüben auf dem Wasser?«

»Evangelische Kirchenglocken. Sie sind vor Urzeiten im See versunken. Wenn es eine Weile heiß ist, tauchen sie an flachen Stellen auf. Willst du einen Espresso?«

»Expresso?«

»Ex-Müdigkeit. Wirkt wie Strom aufs Radio.«

Er geht in die Knie, stützt sich auf seine Hände, stemmt sich langsam hoch, ist zwei Köpfe größer als ich. Er gähnt wieder, zeigt mir weiße und ebenmäßige Zähne.

»Wach wäre prima.«

Bei seinen Bewegungen öffnet sich das Jackett. Von T-Shirt und Hose tropft Wasser auf seine bloßen Füße in die Trekking-Sandalen.

Tom also. Das Neue rüttelt gar nichts in mir auf. Es klopft nicht einmal.

Der Klinikgebäudekomplex leuchtet meerblau in der Sonne. Die beiden Häuser teilen sich eine Wand. Doppeltürgroße Rundbögen verbinden das Parterre, die erste Etage und die beiden ausgebauten Dachböden. Mit den Balkonen der Patientenzimmer und der begrünten Dachterrasse an der Kieselsteinschen Privatwohnung in *Haus Zwei* wirkt die Klinik wie ein Ferienareal, perfekt für Menschen in einem Paralleluniversum.

Ich führe Tom durch *Haus Eins*. Im Erdgeschoss hängen Klatschmohnfotos – der Fröhlichkeit (zwölf Buchstaben) wegen. In der Cafeteria lächelt Kantinenleitung und Chefköchin Ingrid hinter der Theke – ein perfekter Vollmond. »Grüß dich, Lea. Wow, heute in Begleitung. Das gab's ja noch nie.«

»Die Frau, die mich hierhergebracht hat, sagt, ich heiße Tom.«

»Na, denn. Was kann ich für euch beiden Hübschen tun?«

»Zwei Espressi!«

Tun Sie Dinge, die Sie noch nie getan haben, sagt David in meinem Kopf. Ich schütte Zucker in Toms Tässchen, rühre um, sprühe Sahne bis über den Rand, schütte etwas Kakao und Zimt auf das Ganze und begegne Ingrids erstauntem Blick. Mein Kaffee bleibt schwarz. »Wer tote Geschmacksnerven hat, braucht keine zusätzlichen Kalorien«, sage ich.

Sie gluckst. In der Klinik ist der Lachvirus ausgebrochen.

Wir setzen uns an einen Tisch auf der Terrasse. Ich strecke meine Beine lang. Der Neue vernichtet meine Kreation in einem Schluck. Er leckt sich die Sahne von den Lippen.

Kommunikation. »Ich blute nicht«, sage ich.

»Aha«, sagt Tom.

»Normale Frauen bluten alle achtundzwanzig Tage.«

»Ist das so?«

»Ja. Aber ich nicht. Und was machst du nicht?«

»Im Moment quasi alles.«

»Willkommen im Haus der Hirnamputierten.«

Klingt respektlos. Oder witzig. Keine Ahnung. Von Witz verstehe ich nichts. Mich interessiert eher, wer an meinem Gehirn herumgeschnitten hat. Schließlich habe ich zwischen dem Wust von Haaren am Hinterkopf eine Narbe.

David betritt die Terrasse. Eine Frau überholt ihn. Zinnoberrot lackierte Fingernägel flattern wie Kolibris vor ihr her. »Hase, warum läufst du denn weg?«

Tom erhebt sich. »Darf ich vorstellen: Melody Winkler. Sie sagt, sie ist meine Frau. Sie hat mich hergebracht.«

Die Frau sagt: »Also wirklich, Tom, was redest du denn für einen Unsinn? Herr Dr. Kieselstein, da sehen Sie, was ich meine. Seit dem Unfall hat mein Mann uns verloren.«

David zeigt eine Sekunde lang einen Gesichtsausdruck, den die Leute als amüsiert bezeichnen, und setzt gleich darauf seine *Ich-bin-der-Therapeut-Miene* auf. »Das ist Lea Osterbeck. Sie ist eine alte Patientin.«

»*Sie* sind alt. Ich bin zwei.«

»Natürlich. Habe ich vergessen.« Er lacht. »Frau Osterbeck ist unser Dauergast.«

Der Neue wirkt immer noch so, als würde er jeden Moment vor Müdigkeit vom Stuhl kippen.

Melody Winkler fixiert mich durch ihre Brille und legt die Hände auf Toms Schultern. Eine klare Besitzanzeige: Mein Kühlschrank. Mein Auto. Mein Mann. Fehlt nur noch die Seriennummer.

Ich verstehe diese Frau nicht.

Kalle dreht seine Ohren nach vorne. Der Wind schweigt. Zwei Mäuse huschen über sonnenwarme Steine. Unter der Erde schaufelt sich ein Maulwurf einen Gang. Direkt vor Kalles Schnauze durchbricht er den Boden. Der Wühler erstarrt, stellt sich tot. Kalle umrundet ihn, lässt ihn liegen, zieht sich gemächlich zurück. Der Maulwurf blinzelt, springt auf, huscht hinüber zur Erde der Nackten. Die träge Sommerluft, der Geruch von gebratenem Fisch aus Ingrids Küche betören Kalle. Er schüttelt die Verlockungen ab. Schnüffelt an Toms Spur. Sie führt ihn am Bau entlang bis zu der durchsichtigen Tür des Leitmenschen.

Melody, die Gefährtin des Neuen, hat Blut auf den Krallen. Sie schaut Lea an wie eine Fähe, die einen Feind wittert, der ihren Kleinen etwas antun könnte. Sie schimpft wegen des Seewassers, mit dem der Neue sich sein künstliches Fell durchtränkt hat. Der Leitmensch schickt sie weg.

Kalle streckt sich ein wenig in Richtung der Glastür. Betrachtet die zusammengezogenen Brauen des Frischlings. Tom schaut sich mehrfach um. Er streicht sich über seine Finger. Zappelt auf dem Stuhl herum. Die meisten Neuen verhalten sich wie Welpen.

»Herr Winkler, ist das in Ordnung für Sie, wenn ich Ihnen ein paar Fragen stelle?«, sagt der Leitmensch.

Der Neue streicht sich mit der Hand über die Stirn. Viele Runzeln entstehen. Auch wenn seine Hose nicht vor Ausscheidungen nebelt, sticht Angstgeruch in Kalles Nase.

»Wie klingt das, wenn ich Sie mit Tom Winkler anspreche?«

»Ich erinnere mich nicht an diesen Namen.« Seine Stimme ist leise. Er spricht langsam.

Der Leitmensch fährt mit einem Holzstab über Papier. Die Stromkästen mag er nicht, wenn er mit seinen Schützlingen redet. Er sagt, ihm ist menschliche Nähe wichtig.

»Fühlen Sie sich wohl mit *Tom?*«

Der schüttelt den Kopf.

»Wie alt sind Sie?«

»Keine Ahnung.«

»Wo sind Sie geboren?«

»Ich weiß es nicht.«

»Leben Ihre Eltern noch?«

Tom zuckt mit den Schultern.

»Welchen Tag haben wir heute?«

»Dienstag?«

»Es ist Donnerstag, aber das ist nicht weiter schlimm. »Welche Jahreszeit haben wir?«

»Sommer.«

»Wer ist unser Bundeskanzler?«

»Da war so ein Mann mit einem Namen, den viele haben, in der Zeitung. Macht der das schon lange?«

»Wissen Sie, was vor zwölf Tagen passiert ist?«

»Nein.«

»Erinnern Sie sich an Ihr Leben vor dem Unfall? An Ihre Frau, Ihre Arbeit, Ihre Freunde?«

»Nein.«

»Auch nicht an Kleinigkeiten, Szenen, Gedanken? Selbst Bruchstücke öffnen manchmal ein Fenster.«

Tom schüttelt den Kopf.

»Wie fühlen Sie sich? Spüren Sie überhaupt etwas?«

»Seitdem ich aufgewacht bin, habe ich das Gefühl, ich stecke in einem Schwamm. Und jetzt sind da tausend Nadeln in meinem Schädel. Melody sagt, ich bin verrückt. Bin ich ein Irrer, Herr Doktor?«

»Normalität ist das, woran die Allgemeinheit glaubt. Wer sich anders verhält, ist nicht automatisch verrückt. Sie sind Amnestiker und haben Ihre Orientierung verloren. Fühlen Sie sich ausgeliefert?«

Der Frischling nickt und tippt sich an die Stirn. »Als hätte jemand hier drinnen die Löschtaste gedrückt. Gibt es einen Weg zurück?«

»Das weiß niemand. Jeder Mensch ist anders. Lassen Sie uns gemeinsam herausfinden, wo Ihr Problem liegt. Vielleicht wollen Sie Ihr Leben neu gestalten.«

»Ich will keine Tests mehr. Es geht mir auf die Nerven, dass ich nichts verstehe. Meine Frau geht mir auf die Nerven. Mir ist egal, wer ich bin. Ich will nur meine Ruhe. Kann ich bitte Ruhe haben?« Er verzieht das Gesicht. Tränen fließen aus seinen Augen. Sie rinnen über die Wangen über das Kinn den Hals hinunter in sein Hemd.

Der Leitmensch reicht ihm eine Papierbox mit hellen Tüchern. »Schlafen Sie ausgiebig und tun Sie Dinge, die Ihnen Freude bereiten. Gönnen Sie sich leichte Bewegung. Wenn Sie mögen, spielen Sie mit den anderen Federball, Tischtennis, Karten oder Scrabble und genießen Sie Ihr Essen. Vor allem: Geben Sie sich Zeit. Ihr Gehirn braucht erst einmal Ferien. Erinnerungen lassen sich nicht herauspressen. Im Gegenteil: Sie sperren sich, je mehr Sie pressen. In ein paar Tagen sehen wir weiter.«

Kalle keckert leise. Alle Frischlinge riechen hilflos. Wie Mäuse in den Fangzähnen eines Fuchses. Der hier riecht auch freundlich. Nach Holz. Nach Kaugummi. Er passt ins Rudel.

Hinter Kalle raschelt es. Er dreht sich um. Am Rande des Gebüschs ragt eine Gartenschere in einem Handschuh in die Höhe. Und der Zipfel eines erdbeerfarbenen Kittels.

Der Hygienemensch.

Schuhe so groß wie Biberschwänze. Aus ihnen dampft ein Gestank, den Kalle von aggressiven Hunden im Jagdfieber kennt. Er niest. Macht sich auf dem Rasen lang. Ewig treibt sich der Hygienemensch in Bau und Garten herum.

Tom beruhigt sich und stimmt weiteren Tests zu. Die nächsten beiden Tage verbringt er mit einer Schwester ohne Uniform und Haube. Sie misst Herzschlag und Hirnströme, checkt seine Vitalfunktionen und vieles mehr. Er soll sich selbst zeichnen und bringt es lediglich zu einem Strichmännchen mit zu großen Schuhen. Ein Augentest ergibt, dass er alle Farben sehen kann.

Er spielt mit Lea Scrabble. Ist froh, dass sie die ganze Zeit über schweigen.

Auch das Stimmengewirr beim Abendessen in dem großen, hellen Raum der Klinik irritiert Tom so, dass er zu keiner Unterhaltung fähig ist. Sie klingen lauter als die Bienen im Garten des Hauses, in dem er die letzten zwölf Tage verbracht hat. Melody hat ihn aus dem Krankenhaus dahin gefahren und gesagt, dass sie dort seit sechs Jahren zusammenwohnen.

Ein Mädchen mit einer wirren Ponyfrisur nimmt gegenüber von ihm Platz. Eine diffuse Erinnerung weht durch seinen Kopf. »Sind Sie Ronja Räubertochter?«

»Was bist du denn für ein Vogel?«

Er betrachtet ihren Kugelbauch. »Tut die Beule weh?«

»Ich bin im achten Monat.«

»Ich bin Amnestiker. Die Frau, die mich hergebracht hat, sagt, ich heiße Tom.«

»Na, Glückwunsch.«

Lea tänzelt an den Tisch. Mit ihrer schmalen Figur und dem im Nacken zu einem Knoten geschlungenen Haar sieht sie aus wie eine Frau, die Tom im Fernseher auf einer Bühne gesehen hat. Sie drehte sich auf ihren Fußspitzen in seltsamen Schuhen im Kreis.

»Das ist Marie«, sagt Lea. »Ihre Familie regt sich darüber auf, dass sie nicht weiß, wer ihr das Baby eingepflanzt hat.« Sie starrt auf Maries Bauch.

Die schneidet eine Scheibe Brot in winzige Stücke. Erst als sich ein langhaariger Mittvierziger in Lederhosen und einem T-Shirt mit der Aufschrift *The Doors* schwungvoll auf den freien Platz am Vierertisch setzt, kommt Leben in ihr Gesicht. Die Mundwinkel gehen nach oben.

Der Mann sagt: »Hey, Gemeinde. Kennt ihr das, wenn die Freude wie ein Flummi in der Brust auf und ab hüpft?«

Alle am Tisch schütteln den Kopf.

»Eine feste Masse hüpft in deiner Brust? Das klingt pathologisch.« Lea wirft einen imaginären Ball in die Luft und fängt ihn wieder auf. Die Haut ihrer Handinnenfläche ist an einigen Stellen weiß und vernarbt.

Marie streicht Butter auf ein Eckchen Brot. »Kutte, was ist?«

»Stellt euch vor, olle Kiesel sagt, ick darf nächste Woche hier die Platte putzen.«

Das Brot fällt aus der Hand des Mädchens auf ihren Bauch. Mit einem Ruck steht sie auf. Das Brot purzelt auf den Boden. Sie läuft aus dem Speisesaal.

»Mensch, die Kleene will mir tatsächlich als Großvater für ihr Baby adoptieren. Ist jebongt. Ick mag sie ja ooch. Und bin ja nicht aus der Welt. Aber jetzt erst mal mit den *Riders* an die Ostsee. Meer ist Leben. Leben ist mehr. Da geht nix drüber.«

Lea sagt: »Kurt, der Motorradcrash. Er ist seit elf Monaten hier und bald ein Draußenmensch.«

Tom gähnt. Er ist so müde wie noch nie in seinem Leben. Trotzdem möchte er nicht schlafen gehen. Er fürchtet weder Dunkelheit noch Stille, aber die erste Erinnerung, die offenbart, wer er ist. Was, wenn ihm sein Leben nicht gefällt? Wenn er eine Bank ausgeraubt hat? Oder er ist ein Tyrann, der seinen Hund schlägt. Ihm fällt ein, dass er keinen Hund hat. Leider. Melody ist dagegen. Ihr Haus könnte einen Preis in der Zeitschrift *Schöner Wohnen* gewinnen, die er im Wartezimmer des Psychiaters durchgeblättert hat.

Ich bin ein Theaterspieler, stehe auf der Bühne ohne Vorhang. Meine Frau, die ich nicht kenne, hat ein Stück geschrieben, das mir völlig fremd ist.

Die Nacht bringt keine Abkühlung. Er liegt nackt auf dem Bett und lauscht dem Knacken, das in unregelmäßigen Abständen von draußen kommt. Ein Vogel schreit.

Er sinkt in den Schlaf. Jetzt sitzt er in einem Saal voller Menschen. Jeder riecht anders. Jemand zieht an seinem Arm. Er nippt an einem schmalen Glas mit langem Stiel. Das Getränk prickelt auf der Zunge, schmeckt leicht säuerlich und ein bisschen nach Staub. Vor seinen Augen blitzt ein Licht. Musik dröhnt in den Ohren. Er sucht den Ausgang. Eine Stahltür versperrt ihm den Weg.

»Ich will hier raus!«

Seine eigene Stimme weckt ihn. Seine Arme und Beine zucken. Etwas drückt auf seine Brust. Er will atmen. Er muss atmen! Er japst nach Luft und öffnet die Lider. Eine Zunge leckt über sein Gesicht, sie fährt über seine Nase, seine Wangen und seine Stirn. Er starrt in zwei Augenschlitze, auf zwei Bernsteine mit schwarzer Iris, umrahmt von rotem Fell. Die Ohren zucken nach vorne und kitzeln seine Stirn. Er schreit auf und springt aus dem Bett. Das Fellbündel fällt neben ihm auf den Boden.

»Hilfe!« *O Gott, ich brauche Luft!*

Er reißt die Balkontür auf, fährt sich mit der Hand übers Gesicht und über sein schweißnasses Haar. Er kennt dieses Zimmer nicht. Es riecht nach Veilchen. Das Tier mustert ihn, als wollte es gleich eine fachgerechte Diagnose stellen. »Dir ist schon klar, dass du mich erschreckt hast?«

Au weia, ich rede mit einem Fuchs. Zum Glück bin ich schon in einer Anstalt.

Das Tier reißt sein Maul auf, dreht sich um, schlüpft durch den Spalt der offenstehenden Zimmertür.

War die nicht gestern Abend zu?

In Toms Gehirn ploppen unzählige Bilder und Farben auf. Gesichter gaffen ihn an, auf jeder Stirn ein Name. Stimmen plappern auf ihn ein. Mit einem Ruck ist es wieder da, sein Leben.

Er will es nicht.

Eine Schnake lärmt an meinem Ohr. Ich will sie zwischen meinen Händen zerklatschen. Sie entwischt. Ich setze mich im Bett auf. Meine Füße berühren den Boden. Am Anfang meiner neuen Zeitrechnung waren die Nächte traumlos; bis die schwangere Marie von ihren Eltern in die Klinik gebracht wurde und seitdem mürrisch durch die Flure schlurft.

Ich meide Marie.

Und in der letzten Nacht war da die fremde Stimme

in meinem Kopf. Dumpf. Aus einem Keller. Sie flüsterte: »Ich krieg dich! Ich nehm dich mit!«

Ich huste. David vermutet, ich hätte einen Klumpen im Hals. Das bedeutet, ich bin traurig (sieben Buchstaben).

Im Nachbarzimmer schreit der Neue um Hilfe. Ich schlüpfe in Slip und Kaftan. Seine Tür steht einen Spalt offen. Ich trete ohne Klopfzeichen ein. Der Neue sitzt auf dem Bett und guckt, als hätte ihm ein Fuchs das Gesicht abgeleckt.

»Espresso?«

Tom schüttelt den Kopf.

»Melody Winkler sagt, ich bin Fotograf in ihrer Firma. Sie ist Hoch … zeits … planerin.«

Er dehnt das Wort, als könnte er nichts damit anfangen. Trotzdem: Ich vermute, Kalle hat es geschafft, seine Erinnerungen zurückzubringen.

»Hochzeit? Seltsamer Ausdruck für den sogenannten Bund fürs Leben. Hört sich an, als ginge der gemeinsame Weg ab diesem Tag nur noch bergab. Und das plant sie?«

»Ist nicht schlimm, aber es nervt.«

»War Kalle hier?«

»Ihr Mann?«

»Das Maskottchen der Drinnenmenschen. Ein Hund«, sage ich und lüge. Tiere sind zwar in den meisten Psycho-Kliniken erlaubt, aber die Reaktion anderer Leute hat mich gelehrt, dass ein Fuchs aus dem üblichen Rahmen fällt. Besonders Georg Zirkowski, die Hygienefachkraft und Neffe des Klinikleiters, fürchtet sich vor Viren und Bakterien.

»Ein Hund?«

»Ein Tier mit vier Pfoten. Bester Freund des Menschen.

Hat angeblich eine feuchtkalte Schnauze. Kalle wird zum Therapiebegleiter ausgebildet. Er wirkt auf viele Gäste beruhigend.«

Der Neue schnaubt. »Und wie bitte ist er hier reingekommen? Ich habe gestern Abend Balkon- und Zimmertür geschlossen.«

»Er springt auf die Klinke der Zimmertür.«

»Sie behaupten, dieser Hund weiß, wer wo wohnt?«

»Ich nehme an, im Gegensatz zu mir riecht er es. Oder er hat dich beim Einzug beobachtet.«

Tom schüttelt den Kopf. »Melody sagt, Dr. Kieselstein ist eine Koryphäe. Na, er hat quasi seine Methoden. Und der Hund ist ein Witzbold. Ich bin beinahe gestorben vor Schreck.«

»Und, hat es funktioniert?«

»Wie meinen Sie das?«

Der Doc ist heute Mittag alles andere als locker. Dabei hat Finn ihm noch nicht einmal erzählt, dass er ohne Eingreifen von Kalle und den Hunden jetzt in den ewigen Jagdgründen am Lagerfeuer den kratzigen Stimmen von Janis Joplin und Joe Cocker lauschen würde.

Kalle liegt neben Finns Sessel. Er schaut immer denjenigen an, der gerade spricht.

Der Doc hebt seine Hände in einer bittenden Geste. »Lieber Freund, was du treibst, ist Selbstausbeutung. Du brauchst eine radikale Veränderung.«

»Es hat nur ein paar Stunden angedauert. Und irgendjemand muss doch diese Menschen retten.«

»Willst du weiterhin so schwere Einsätze fahren? Lass es jemanden machen, der nicht seine Frau im Feuer verloren hat. Wann hast du das letzte Mal acht Stunden am Stück geschlafen?«

»Gute Frage.«

»Wir haben mehrfach über das Phänomen des hilflosen Helfers gesprochen. Hilf zunächst einmal dir selbst.«

»Wie soll das gehen? Mit jedem Lebewesen, das ich rette, geht es mir besser.«

»Wirklich?«

Finn zuckt mit den Schultern.

»Das Prinzip Leben für Leben funktioniert leider nicht«, sagt der Doc, »auf diese Weise kommst du nie zur Ruhe. Klappt es inzwischen mit Gretas geführter Meditation?«

»Sie hat eine schöne Stimme. Nach den ersten drei Sätzen schlafe ich ein.«

»Wir können dich jederzeit wieder stationär aufnehmen.«

»Danke, im Moment nicht.«

»Nun, du weißt: Ich bin immer für dich da. Wie wäre es, wenn du dich auf das Therapiehunde-Training konzentrierst und wir dies von der Stiftung finanzieren?«

Kalle hebt den Kopf und stupst Finns Hand an. Der kleine Wildfang hat es tatsächlich ins Leben geschafft, und für Finn sind die Tiere die einzige Abkühlung am Ende seines ausgebrannten Tunnels. »Klingt nach einem Plan.«

Auf meinem Weg zum Frühstück kommt Finn am anderen Ende des Flurs aus Davids Therapieraum. Sein Gang wirkt bedächtig. Kalle springt an ihm hoch. Sein Trainer wuschelt durch das Fell und winkt mir zu. Ich bleibe stehen, hebe eine Hand – zur Kommunikation. Er grinst breit und kommt auf mich zu. »Vermisst du Schmuck oder Bargeld?«

»Ich habe keinen Schmuck.«

»Andere Patienten schon. Ein paar vermissen nicht nur den. Auch andere Wertgegenstände. Und Geld.«

»Wieso?«

»Hier klaut einer.«

»Hatten wir noch nie.«

»Ich weiß, darauf war der Doc auch immer besonders stolz. Er bezahlt das Klinikpersonal über Tarif. Aber es gibt noch andere Leute, die hier herumscharwenzeln. Pack deine Sachen in den Safe, hörst du?«

»Ist gut.«

»Zum bekifften Wotan! Hilflose Menschen bestehlen. Wenn ich den Sausack erwische.« Seine Stimme wie ein Donnergrollen.

»Bist du wütend?« Ich zähle sechs Buchstaben.

»Und ob!« Er streichelt über meine Wange. »Bis morgen.«

Dieses Mal zucke ich nicht zurück. In meinem Inneren sagt Davids Stimme: *Der Hundeflüsterer und Sie stehen sich auf eine besondere Weise nahe.* Ich schaue ihm und Kalle hinterher. Mit einträchtigen Schritten verlassen sie das Klinikgelände. Als mich Golo herbrachte, war Finn noch ein Drinnenmensch. Er hat meinem besten Freund das Leben gerettet, bildet ihn zum

Therapiefuchs aus, erklärt mir, wie die Klinik funktioniert, erzählt mir vom Draußen und den Draußenmenschen. Und gerade hat er zum ersten Mal meine Wange gestreichelt. Bedeutet das *auf besondere Weise nahestehen?*

Heiliges Löschgeschwader – Lea grüßt, winkt und redet bestimmt schon seit zwei Wochen! Kalle, da hast du doch bestimmt deine Pfoten drin.«

Finn coacht zwar nur Tiere, aber Lea macht eindeutig kleine Schritte auf andere Menschen zu. Und wenn sein Instinkt ihn nicht belügt, ist er der einzige Mensch außer dem Doc, dem sie vertraut. Schließlich erzählt sie ihm Details aus ihren Therapiegesprächen.

Kalle hopst auf der Rückbank von Finns Geländewagen herum, springt von einer Seite auf die andere und hüpft auf der Stelle. Die Spitzen seiner Ohren berühren den Autohimmel.

»Ruhig, Wildfang, du kannst dich nachher austoben.«

Kalle wechselt nach vorn auf den Beifahrersitz.

Hoffentlich findet Lea sich bald wieder.

Auch Finn hat das Gefühl, er macht Fortschritte. Vor einer Woche hat er die Berufsfeuerwehr verlassen, das war die Voraussetzung für die Finanzierung seines Therapiehund-Ausbildungsprogramms für Gedächtnislose. Er wird nur noch gelegentlich als Freiwilliger Einsätze fahren.

Außerdem betreut der Klinikleiter ihn weiterhin als einzigen externen Patienten persönlich.

»Der Feuerdämon kann mich mal!« Finn gluckst vor sich hin.

Danke, mein Freund.

Endlich schläft er sogar mehrere Stunden am Stück. Er würde gern etwas von dem, das ihm geschenkt wurde, an Lea weitergeben.

Kalle hält den Kopf schief. Er leckt über Finns Hand, und nicht das erste Mal entdeckt Finn ein Grinsen auf dem Fellgesicht. Diesem Tier würde er sein Leben anvertrauen. Dabei ist kein Mensch bindungsscheuer als er. Nur Lea vielleicht. Und die hat Kalle noch fester in seiner Pfote. Manchmal ist ihm dieser Fuchs unheimlich. Einerseits bewegt er sich in Häusern handzahm und arbeitet auf dem Übungsplatz konzentrierter als die Hunde, andererseits spielt er wild wie ein Wolf. Obwohl sein Fressnapf stets gefüllt ist, erwischt Finn ihn manchmal mit einer blutigen Maus im Maul. Kalle ist Katze und Hund, Kind und Killer, kennt keine Lügen.

Kalle schaut aus dem Fenster. Finn folgt seinem Blick.

Cindy und ihr Pfleger spazieren an Finns Jeep Cherokee vorbei. Auf Dieks' Schulter sitzt ein Frettchen, um den Hals trägt es eine Leine. Über sein Smartphone gebeugt, zieht er an Cindys Arm und sagt: »Los, Pudding, mach hin!«

»Wie bitte?«, fragt Finn.

Kalle stellt seine Ohren auf, hebt den Schwanz, knurrt. Finn öffnet die Wagentür und steigt aus. »Hey, Diek!«

Der dreht sich zu Finn um. Seine Finger wischen über das Display seines Smartphones. Er schaut kurz hoch. »Habe die Ehre, Hundeflüsterer!« Das Frettchen stellt sich auf die Hinterbeine. Kalle setzt sich dicht neben Cindy, macht einen Buckel und fletscht die Zähne. Das Frettchen fiept, krallt sich auf Dieks' Schulter am T-Shirt fest. Der Pfleger sagt: »Hey, Kalle, Kumpel, mach nicht so ein Gewese, du erschreckst meine Daisy!« Diek wickelt die schmale Leine um seine Hand und streichelt das Frettchen. »Alles gut, Daisy, das ist Kalle, der hat keinen Hunger.«

»*Pudding?* Was bist du denn für ein Pfleger?«, sagt Finn.

Diek hebt seine Hände. »Schon gut. Ist mir rausgerutscht.«

»Nichts ist gut. Cindy verdient Respekt. Ihre Eltern bezahlen dich nicht dafür, dass du auf deinem Smartphone herumdaddelst. Steck das Ding ein!«

Hannes Diek tritt einen Schritt zurück. Seine Wangenmuskeln zucken. Er verstaut das Smartphone in seiner Hosentasche.

Kalle stupst gegen Cindys Knie. Sie kneift ihre Augen zusammen. Ruckartig bückt sie sich und streichelt über seinen Kopf.

Finn lächelt.

Der Pfleger sagt: »Alles klar, Schnabel.« Er dreht sich weg und schiebt Cindy den Bürgersteig entlang, als wäre er ein Bote und das Mädchen ein lästiges Paket auf seiner Karre.

»Halt dich dran, Diek, sonst rede ich ein paar Takte mit Doktor Kieselstein.«

Ich mache mich auf den Weg zum ausgebauten Dachboden in *Haus Eins.* Die Einrichtung der Bibliothek besteht aus Regalen an den Wänden und Sofas in der Mitte. Die Beleuchtung ist lesefreundlich. In jedem Winkel stehen Sessel. Das Dielenholz schimmert dunkel. Finn sagt, hier riecht es nach Bohnerwachs. Der Schreibtisch im Kolonialstil am Ende des Raumes gehört an Werktagen von zehn bis sechzehn Uhr Frau Greta. Häufig sitzt sie dort und überwacht an einem Flachbildschirm die Arbeit ihrer Stiftung. Manches Mal schreitet sie in langen, wallenden Kleidern zwischen den Regalen wie eine geheimnisumwobene Dame durch die Gänge einer Burg oder eines Klosters. Ihre Gestalt erinnert an eine Zeit, als diese noch bewohnt waren, Ritter als Berufskrieger ihr Leben für Lehnsherren riskierten und Familien jeden Standes eines ihrer Kinder Gott opferten, indem sie es zwangen, Mönch oder Nonne zu werden. Frau Greta sortiert mit Sorgfalt Bücher, die Ex-Patienten und ihre Angehörigen aus Dankbarkeit spenden. Oder sie sitzt – so wie heute – mit entspanntem Gesicht in einem der beiden im Neunziggradwinkel stehenden Ohrensessel und liest in historischen Romanen, in dicken Schwarten, die das Wissen von Jahrhunderten in sich tragen. Ihr weißes Haar streichelt den dunkelblauen Samt.

Ich betrachte ihren Scheitel. Keiner weiß, wie alt Davids Frau ist, und ich verstehe, dass viele in der Klinik sie trotz ihrer gleichbleibenden Freundlichkeit für unnahbar halten. Auf mich wirkt sie wie eine weise Frau, eine Hexe; eine von denen, die Gutes im Sinn haben.

Seit meiner neuen Zeitrechnung lese ich alles, am liebsten Familiengeschichten, die sich über mehrere Generationen ziehen, Bildbände, Abenteuerromane. Niemand kann mir die Draußenwelt besser erklären als fantasievolle Menschen, die ihr Innerstes nach außen wühlen.

Außerdem lese ich Kochbücher; seltsam für jemanden, der seinen Geschmack verloren hat, aber so ist es.

»Guten Morgen, Frau Greta.«

Sie zieht ihre Brille in der Mitte auseinander und fügt sie vor der Brust wieder zusammen. Ihre klugen Augen erforschen mein Gesicht. Bei ihr vermute ich wie bei Kalle, dass sie mich kennt.

»Guten Morgen, Liebes. Möchten Sie sich einen Moment zu mir gesellen?«

Ich setze mich in den zweiten Sessel. Auf jedes Problem wartet hier irgendwo in den zahllosen Büchern eine Lösung, und wir dürfen die Frau des Klinikleiters jederzeit um Rat bitten.

Sie sagt: »Schön, dass Sie wieder Farben sehen können. Eine graue Welt hat wenig Charme.«

Charme: Sechs Buchstaben. »Ich kann Menschen besser voneinander unterscheiden. Dinge auch.«

Sie nickt. »Wie geht es Ihnen sonst? Bringt unsere ganzheitliche Behandlung Sie weiter?«

»Keine Ahnung.«

Frau Greta greift in ein Regal hinter sich und legt ein dünnes Buch auf den runden Tisch, der über Eck zwischen unseren Sesseln steht. »Die einzelnen Therapien, die Sie erleben, spielen zusammen wie Instrumente in einem Orchester. Jedes neue Instrument bringt neue Möglichkeiten.«

Ich kratze mich am Kopf. »Alle sagen, irgendwann werde ich mich wieder erinnern, aber da ist nur Leere.«

Sie schaut mich lange an, ihr Blick ist fest, und ich weiche nicht aus. »Ich glaube, all die Gedanken, die Sie gedacht haben, jeder Traum, den Sie geträumt haben, und alles, was Sie jemals gefühlt haben, steckt nach wie vor in Ihnen drin.«

Die Sonne vor dem weit geöffneten Fenster schickt Lichtflecke auf den Tisch. Der Wind spielt draußen mit einem Ahornbaum.

»Es ist wie mit der Sonne. Das Licht beleuchtet die Dinge, die wir in der Dunkelheit nicht erkennen, trotzdem sind sie da. In der Nacht sind wir hilflos und wissen nicht, was uns umgibt. Im Gegensatz zu den Tieren. Falls Sie nicht warten möchten, wann bei Ihnen ein neuer Tag anbricht, könnte es helfen, wenn Sie Ihre Lichtquelle in sich selbst suchen. Vielleicht hilft Ihnen dieses Buch. Liebes, Sie sind nicht allein.« Sie reicht mir ein schmales Heft.

»Ich wollte dich vergessen. Gedichte von Gedächtnislosen«, lese ich und will ihr das Buch zurückgeben. »Mit Gedichten kann ich nicht viel anfangen. Sie haben eine Art Code, und mir fehlt der Schlüssel dazu.«

Kurz legt Frau Greta eine Hand auf meine. »Diese Gedichte sind nicht im klassischen Sinne poetisch. Hier benennen Menschen ihre Gefühle. Schonungslos. Sie schreiben sich frei.« Sie setzt ihre Brille auf, packt den historischen Roman zurück auf ihren Schoß.

Ich öffne den schmalen Gedichtband und schaue aus dem Fenster. Die Sonne ist an der Fassade entlanggewandert. Der Wind weht ein Ahornblatt in den Raum, es trudelt vor meine Füße.

Frau Greta lächelt. »Für die Kelten war der Ahorn ein Symbol für Ganzheit. Sie nahmen an, das helle Holz zeige seine innere Reinheit. Sein Blatt hat – wie die menschliche Hand – fünf Finger, ein Zeichen für seine Verbindung zum Menschen.« Sie bekommt diesen entrückten Blick und senkt ihn wieder auf ihren Roman.

Ich hebe das Blatt auf, lege es auf meine Hand.

Ahorn, grün, fünf Finger, fünf Buchstaben. *Angst.*

Ich atme tief durch und lese die ersten sechs Zeilen des Gedichts in dem Büchlein:

Ich wollte Dich vergessen
Nähe, die gefangen hielt
Tage und Nächte in Deinem Takt
Ruhe, die Du nahmst
und den Atem
Heiß und doch so kalt.

Ich lese die Strophe ein zweites Mal, ein drittes Mal. Buchstaben fransen aus, tanzen über den Rand der Seite, steigen in die Luft, schweben.

Wen wollte *ich* vergessen?

Mir wird schwindelig. Ich atme. Atme. Atme.

Frau Greta schaut nicht auf.

Ich verlasse die Bibliothek, laufe die Treppe hinunter über die Gänge in mein Zimmer und stopfe das Buch unters Kopfkissen. Irgendwo in meinem Hinterkopf zuckt eine Erinnerung, die es nicht in mein Bewusstsein schafft.

Ich trete auf den Balkon. Eine Rohrdommel fliegt über mich hinweg, dieser seltene Vogel, ebenso ungesellig wie ich, hat sich mit seiner Familie hier niedergelassen. Manche Patienten fürchten sich vor seinem Ruf. Mich erinnert er an einen Mississippi-Raddampfer aus den Büchern mit Tom Sawyer und Huckleberry Finn, der auf dem Heiligensee entlangfährt und das Abenteuer Leben verheißt.

Bücher können Therapeuten sein. Nun, zumindest vertreiben sie meine Langeweile.

Die Dunkelheit bricht herein. Trotzdem sehe ich noch Dinge, die eben noch beleuchtet waren. Weit draußen auf dem See blinken an verschiedenen Stellen Taschenlampen auf. Stimmen raunen. Wasser platscht. Das Spiel einer Flöte weht herüber. Menschen bevölkern zu jeder Jahreszeit, zu jeder Tageszeit – selbst am Abend – das komplett eingezäunte Ufer. Laut Finn gehört all das hier der evangelischen Kirche: Klinikgelände, das FKK-Grundstück, die Kleingarten-Kolonie. Zahlreiche Parzellen werden seit mindestens drei Generationen vererbt an Leute, die jeden Abend eine Tür aufschließen und einzeln oder in Gruppen aufs Wasser blicken. Ich bin nicht allein. Bin es doch. In der Draußenwelt gibt es jemanden, den ich vergessen wollte.

Bist du ein Mann?

Eine Frau?

Was hast du mir angetan?

Allmählich verlöschen die Lichter auf dem See. Mit der Stille der Nacht zieht ein neuer Gedanke Kreise in meinem Kopf: Vielleicht habe ich selbst etwas Schreckliches getan. Vielleicht wollte ich mich vergessen.

Kalle rollt sich im Schutz von Finns Bau zusammen. Vor seiner Nase läuft eine endlose Schlange Ameisen über die heißen Steinplatten vom Schatten des Hauses auf einen von der Sonne beschienenen Fleck. Neben ihm liegen die Hunde auf dem Bauch und dösen. Der Trainer liegt immer noch mit einer paarungsbereiten Frau in seinem Schlafkorb. Ständig schleppt er eine Neue an.

Plötzlich weht der Duft eines vollen Napfes in Kalles Nase. Er prescht über den Klinikrasen. Er hat seinen bis zum Rand gefüllten Napf vor Augen. Zu spät bemerkt er die großen, abstehenden Ohren. Sie tauchen am Ende der Kelleraußentreppe auf. Er bremst. Duckt sich hinter den Nussbaum. Die Gestalt im ausgebeulten Kittel läuft über den Rasen. Kalle wartet. Das Tor quietscht. Die Hand des Kittels träufelt etwas Flüssiges auf das Metall. Kalle rast an ihm vorbei über die Terrasse in die Kantine.

Der Hygienemensch rennt Leuten hinterher. Besonders denen, die in der Klinik mit Eimern voll Wasser und langen Stangen herumlaufen. Kalle hat ein Gespräch zwischen dem Leitmenschen und seiner Gefährtin, Frau Greta, belauscht. Der Hygienemensch gehört zur Familie. Er ist der Neffe des Leitmenschen. Hat Panik vor Viren und Bakterien. Kein Krankenhaus will ihn als Pfleger einstellen. Haus und Garten sind sein Hobby. Also trampelt er hier Personal und Gästen auf den Füßen herum. Der Leitmensch meint, auch eine Klinik mit sechzig Betten muss einen Hygienemenschen haben. Frau Greta sagt: »Denk dran: Die Sache mit Kalles Halsband, der Marke und der Hundesteuer ist eine Finte. Georg war vier Jahre Pfleger, ist als Hygienefachkraft ausgebildet und mit seiner Gründlichkeit nicht verrückter als deine Patienten.«

Den Hygienemenschen plagen Geister. Er bildet sich ein, ein Fuchs schleiche durch die Gänge der Klinik. So ein wildes Tier schleppt Dreck, Flöhe und Parasiten in den Bau. Es überträgt tödliche Krankheiten. Warum hört denn keiner auf ihn? Der Fuchsbandwurm ist gefährlich für den Menschen.

Kalles Napf ist gefüllt. Hastig frisst er. Hühnerklein und wunderbar matschige Blaubeeren. Der magere Spüljunge feixt: »Guck mal, Leas Hund atmet sein Fressen ein!« Kalle leckt sich die Schnauze, streicht Lea um die Beine und schlendert zum Therapiebereich. Der Raum des Leitmenschen im Bau ist hell. Die Sonne scheint von allen Wänden. Die Kleine im Sessel zählt siebzehn Jahre. Aus Menschensicht ist sie beinahe erwachsen. Sie weint, trägt schwer an ihrem angeschwollenen Bauch. Kalle bettet seinen Kopf auf die Sessellehne neben ihre Hand. Sie streicht über seinen Kopf. »Meine Mutter sagt, sie hätte mich nicht Marie nennen dürfen.«

»Wieso?«, fragt der Leitmensch.

Kalle hört zu.

Marie erzählt von ihrem Vater. Er sagt, sie lügt. Selbst die Jungfrau Maria hätte ohne Mann keinen Sohn bekommen. Sie erzählt von ihrer Schwester. Die ist ebenfalls satt von dem Märchen der unbefleckten Empfängnis. »Ich soll endlich meinen Jesus werfen, und gut ist.«

Der Leitmensch holt tief Luft. »Ich verstehe, dass Sie sich von Ihrer Familie abgewertet fühlen. Trotzdem: Ein Außenstehender kann schwer glauben, dass Sie sich nicht erinnern können, wer Sie geschwängert hat.«

Marie schnieft. Ihre Hand auf der Lehne zittert. Kalle legt seinen Kopf darauf. Ihre Finger und ihr Atem beruhigen sich. »Sie glauben mir doch, oder?«

»Ja, Frau Matuschek. Und der Grund für diese Gedächtnislücke ist bestimmt nicht angenehm.«

Gespräche in der Kantine strengen mich an, ich sehe und höre überdurchschnittlich gut. In diesem Raum voller Menschen, die laut reden und schmatzen, konzentriere ich mich auf jedes Wort. Auf Toms Kinn und auf seinen Wangen liegt der Schatten eines Bartes. Geschickt schabt er mit Messer und Gabel Fleisch von einem Hühnerbein auf seinem Teller.

Ich zeige auf das Besteck. »Ich musste sogar den Umgang mit Esswerkzeugen neu lernen.«

»Ist nicht wahr!«

»Am ersten Tag nach dem Unfall wollte ich mit den Fingern essen und Suppe aus Tellern schlürfen.«

»Mein lieber Kokoschinski!«, sagt Tom.

Kurt leckt sich die Finger. »Ich wusste gar nicht, dass Hähnchen auch mit Besteck geht.«

Toms Körperhaltung ist aufrechter als an seinem ersten Tag. Ich wette, Kalle hatte mit seiner Schocktherapie wirklich ein weiteres Mal Erfolg. Das ist verrückt. Ich ringe seit zwei Jahren nach meinen Erinnerungen, und mein persönlicher Therapiefuchs kann ausgerechnet mir nicht helfen. Die schwarzen Löcher, wie Finn sagt, haben mich weiterhin im Griff. Ich bin fehlerhaft, unvollständig, wertlos.

David meint, ich bin gescheit und soll froh (vier Buchstaben) sein, dass ich mich ohne körperliche Einschränkungen bewegen kann. Tja, wenn ich wüsste, wie froh sein geht, wäre ich schon einen Schritt weiter. Ein anderer Mensch in meiner Situation würde vielleicht zum Alkohol greifen. David hat mich gewarnt: »Ich fürchte, dieser Stoff ist bei Ihrem Krankheitsbild kontraproduktiv. Sie wollen ja nicht noch mehr vergessen.«

Der Mann, der sich mir am Anfang meiner neuen Zeitrechnung als Ehemann vorgestellt hat, taucht zusammen mit Hannes Diek und Cindy im Garten hinter *Haus Eins* auf. Alle drei bleiben für einen Augenblick stehen. Die Männer wechseln ein paar Gesten und wenige Worte. Golos raumgreifende Gestalt nähert sich der Terrasse, auf der wir im Sommer sitzen und essen. Sein Gang ist schwerfällig, als würde er mich auf dem Rücken tragen.

Kalles Ohren zucken. Er gibt ein katzenähnliches Fauchen von sich und huscht davon. David sagt: »Er ist eifersüchtig (zwölf Buchstaben).«

Golo trägt mal wieder Pflaster. Ständig schneidet er sich beim Rasieren in der Kuhle zwischen Oberlippe und Nase. Er wickelt einen Blumenstrauß aus dünnem Papier und lässt sich von Ingrid eine Vase geben.

»Rosen«, sage ich.

»Magst du keine Rosen?«

»Nur die, die man essen oder rauchen kann.«

»Du isst Rosen? Kannst du die schmecken?«, fragt Marie, als sie sich mit einem Tablett in der Hand zu uns setzt.

Golo, der mir einen Kuss auf die Wange schmatzen wollte, friert in seiner gebückten Haltung ein. »Du rauchst Shisha? Wer schmuggelt denn die Pfeife hier rein?«

Ich schüttle den Kopf. »Niemand. Mir gefällt der Satz. Habe ihn irgendwo gelesen.«

»Ach, Täubchen«, sagt Golo und lacht. Er hat schöne Zähne. Sie sind alle echt.

»Tote Rosen. Nach ein paar Tagen neigen sie ihre Köpfe, und im Wasser bildet sich Schleimgrütze.«

Golo stellt die Vase neben meinen Nudelteller. »Entschuldige, dass ich so spät komme.« Den Neuen begrüßt er mit einem Kopfnicken.

»Guten Tag, ich bin Amnestiker, aber einen Hirnschaden habe ich nicht. Meine Frau sagt, ich heiße Tom.«

Golo nimmt die ausgestreckte Hand. »Osterbeck. Wie ist der Nachname?«

»Meine Frau heißt Winkler.« Tom kaut weiter.

»Wie geht es Ihnen, Herr Winkler?«

»Ich weiß es nicht.«

Maries Mundwinkel amüsieren sich für einen kurzen Augenblick, dann schaut sie wieder mürrisch.

Golo fragt: »Wie sind die Nudeln?«

»Lecker«, sagt Tom.

Ich schiebe den halbleeren Teller beiseite. Cindy am Nebentisch guckt hungrig. Bis jetzt zeigt die Hypnosebehandlung keine Wirkung. Ihr Pfleger hindert sie am Aufstehen. Golo greift nach der Gabel neben meinem halbleeren Teller. Er hat die unproportionierte Figur eines Biertrinkers: Alles ist schlank geblieben, aber die Speckröllchen, die er seit einem Jahr über seinem Gürtel spazieren führt, erinnern mich an einen Doppel Whopper. Finn bezeichnet das als Lustverlagerung. Golo und ich haben keinen Sex. Weil ich das nicht will.

»Großartig. Täubchen, hast du Herrn Winkler erzählt, was für ein Glück ihr mit den Köchen habt? Gibt es Nachtisch?«

Marie stellt ihr Schälchen vor ihn. »Schokopudding.«

»Danke, Fräulein Marie.«

Die Hochschwangere ist die Einzige, die er Fräulein nennt. Auch sonst ist Golo ein höflicher Mann. Er meint, das bringe ihm als Inhaber eines Sanitärfachhandels Punkte bei seinen Kunden.

Finn tritt an unseren Tisch.

Golo legt seinen Löffel auf den Tisch. Er wischt sich mit der Serviette Tomatensoße und Schokoladenstreusel vom Kinnbart, steht auf und klopft Finn auf die Schulter. »Alter Recke, schön, dich zu sehen.«

Finn erwidert die Geste.

Ich stehe auf. »Ich habe jetzt Lichttherapie.«

Auf Golos Gesicht macht sich Seehundtraurigkeit breit. »Kommst du nicht mit mir eine Wohnung besichtigen? Ich habe eine im Parterre mit einem kleinen Garten gefunden. Wir könnten Kräuter pflanzen.«

Laut seinem Bericht ist unser Haus in Brandenburg abgebrannt. Ich habe wegen meiner Menstruationsbeschwerden einen Joint geraucht, bin beim Kochen auf den Gasherd gestürzt und im Krankenhaus wieder aufgewacht. Unser Haus hat den Unfall allerdings nicht überlebt. Und ich habe seitdem mein Leben vergessen.

»Haben wir wirklich keine Fotos mehr von unserer Hochzeit?«

»Ich wünschte, die Feuerwehr hätte mehr aus dem Haus retten können - Dinge, die dir wichtig waren, an die du Erinnerungen knüpfen könntest. Dann wäre nicht alles so schwierig. Allerdings hatte ich auch schon gehofft, dass das Foto von uns auf deinem Nachttisch helfen könnte.« Er seufzt tief.

»Wo haben wir geheiratet?«

»In Brandenburg. Das weißt du doch. Da hat das Haus deiner Eltern noch gestanden.«

»Ich kann keine Wohnung anschauen. Ich habe Therapie«, sage ich.

»Ach Täubchen.«

»Tut mir leid.« Ich wende mich ab und gehe.

Kalle läuft runter zum Strand. Schnuppert nervös. Die Sonne ist über den höchsten Stand am Himmel hinaus. Tom steht bis zu den Waden im See an der Trauerweide. Kalles Blume zuckt. Er legt die Ohren an. Das Wasser riecht nach modrigem Schilf und Tod. Er hält Abstand. Legt sich aufs Gras. Auf dem See schwimmt ein Boot mit drei Menschenrüden. Sie starren auf das Nachbargrundstück.

»Na, Kleiner«, sagt Tom.

Kalle hebt den Kopf von seinen Pfoten. Legt ihn schief.

»Also – ich glaube selbst nicht, was ich sage – aber die Sache, die du heute Nacht mit mir angestellt hast, bleibt doch unter uns? Ich erinnere mich wieder!«

Kalle keckert.

Die Blätterstränge der Trauerweide teilen sich.

»Ich erzähle es niemandem.«

Tom zuckt zusammen.

Lea hebt ihren Kaftan hoch bis zu den Knien. Stellt sich neben ihn ins Wasser. »Also, von mir aus darf jeder wissen, dass ich zwei Jahre alt bin.«

»Ich möchte noch warten, wenn Sie das verstehen.«

»Bist du ein Serienmörder?«

Tom seufzt.

»Deine Entscheidung, wann du dich outen willst. Aber

eine Bedingung habe ich, wenn ich es für mich behalten soll.«

»Ach wirklich?«

»Du lässt die überflüssige Siezerei. Bist ja nicht mein Therapeut. Und setz dich mit mir unter die Trauerweide. Dort ist es kühler.«

Der Frischling lacht. Ein ohrenwarmes Lied.

Am nächsten Tag wartet Tom wenige Meter von der Toreinfahrt entfernt auf einer Parkbank im Schatten dreier Birken auf Melody. Golo läuft mit gesenktem Kopf und hochgezogenen Schultern an ihm vorbei, und als Tom schon denkt, er hat ihn nicht gesehen, hebt Leas Mann kurz eine Hand zu einem wortlosen Gruß. Auf Tom wirkt Golo unbeholfen, ein wenig altmodisch. *Täubchen!* Wer sagt das denn heute noch? Ganz schön tapfer, wie lange er schon zu ihr hält. Wie ist das, wenn deine Frau quasi sämtliche Gefühle verloren hat? Und wenn sie könnte, würde sie Golo lieben? Kalle zumindest ist eifersüchtig. Das steht fest.

Tom schüttelt den Kopf. Er sollte sich um seine eigenen Probleme kümmern. Darf er hier ein wenig Ferien von seinem Ich machen? Ist das Melody gegenüber fair? Ist das Leben eine ewige Hochzeit? Seine Frau behauptet das.

Ihre Quietschstimme, wenn sie sich für etwas begeistert, kann er nicht mehr ertragen. »Sieh nur die Kutsche.

Das Kleid – ein Traum aus Organza. Ihr Zukünftiger ist von Adel. Verdient mit seinem Namen eine Menge Geld in der Privatkundenabteilung einer Großbank.« Dieses zuckersüße Tortengeschwätz ermüdet ihn. Er fühlt sich wie dauervollgefressen, und wenn er jetzt nicht für ein paar Wochen lang auf Melody-Diät geht, stirbt er trotz seiner annehmbaren Figur an Herzverfettung.

Da steht sie im Klinikeingang – die Frau, die Bräute als Heldinnen für einen Tag präsentiert. »Stell dir vor, der Bürgermeister will wieder heiraten. Ich war mit seiner Neuen essen, et voilà: Sie hat mich gebucht. Jetzt muss ihr Liebster sich nur noch scheiden lassen. Ist das nicht genial?«

Tom gähnt. Er fühlt sich dumpf und müde, neblig müde. Er steht auf, reicht ihr die Hand, als wäre er ein Fremder. »Na, Frau Winkler, da gratuliere ich aber herzlich zu Ihrem Erfolg.«

Seine Frau ist groß. Wenn sie ihr Kinn hebt, sind ihre Blicke sich nahe. Jetzt guckt sie ihn ähnlich angewidert an wie damals, als ihre kleine Schwester Senf in die Marzipanfiguren auf Melodys Hochzeitstorte eingearbeitet hat. »Tom, du könntest einem Straßenköter Konkurrenz machen und nimmst mich nicht ernst. Das habe ich nicht verdient. Du lebst gut von den potenten Kunden, die ich akquiriere.«

Er zögert, aber nur kurz. Der *Straßenköter* gibt den Ausschlag. Er hat keine Lust mehr auf das glattrasierte Abziehbild seines Selbst. Er zuckt mit den Schultern und macht es sich einfach. »Es tut mir leid, Frau Winkler, aber ich kenne Sie nicht.«

Melody holt ein Spitzentaschentuch aus dem Ärmel ihres Blazers. »Tom, bitte, ich brauche dich doch.«

Einen winzigen Moment lang will er sich ihrem Flehen ergeben, aber die Müdigkeit, die sich in ihrer Gegenwart verstärkt, kann er nicht verdrängen. Er legt nach. »Ich kenne mich quasi nicht mal selbst.« Zumindest das stimmt. Wer ist dieser schlaffe Schatten hinter der stadtallerliebsten Hochzeitsplanerin? Wer ist der Fotoclown, der ohne eigenes Gesicht am angeblich schönsten Tag im Leben einer Frau Trugbilder aufnimmt? Er verbreitet Illusionen. Die Fotos verstauben in Alben oder landen zusammen mit jeder dritten Ehe auf dem Müll. Er sieht das dritte Paar vor sich: Hand in Hand springt es mit einem Jauchzen vom Baumstamm. Die Füße in der Luft, das Glühen in ihren Gesichtern soll den Kindern und Enkeln beweisen – sich in ihre DNA brennen –, wie glücklich sie waren, zumindest an diesem Tag. Tom unterdrückt ein Gähnen, betätigt den Auslöser, und von ihm selbst bleibt ein unbelichtetes Negativ zurück. Es gibt auf dieser Erde keinen größeren Langweiler als den einsamen Mann hinter der Kamera bei einer Hochzeit. Wenn er auf den Auslöser drückt, überfällt ihn das Gefühl, eine Glaswand trenne ihn von den anderen Menschen. Wahrscheinlich ist er sogar von sich selbst getrennt.

Tom schüttelt sich. Er braucht dringend eine Aufmunterung, er verabschiedet sich nicht von Melody und geht zu Frau Greta in die Bibliothek.

Cindy sitzt mit einem Kopfhörer auf dem Sofa, lauscht und guckt in die Luft.

Wie lebt und denkt ein Mensch, der in einer Endlosschleife alle paar Minuten vergisst, was er gerade noch erlebt und gedacht hat? Dann lieber scheinbar ohne Identität durch diese Klinik spazieren.

»Guten Tag, meine Frau sagt, ich heiße Tom«, sagt er zum Zerberus der Bücher.

»Herr Winkler, wie schön. Wie wäre es mit einem Hörbuch?«

Er nickt und zeigt auf Cindy. »Lässt sie sich vorlesen?«

»Sie hört Musik.«

»Ah ja.«

Frau Greta drückt ihm den Kabarettisten *Dieter Nuhr* in die Hand. Na bitte, die nächste Stunde ist gerettet.

Am Ausgang kommt ihm Hannes Diek entgegen. Auf seiner Stirn stehen dicke Schweißtropfen. Er grüßt nicht.

Bin ich sexsüchtig?«, fragt Finn den Doc.

Der seufzt. »Hast du mal wieder eine Frau nach kurzer Zeit fortgeschickt, weil es dir zu eng wurde?«

Finn nickt.

»Das würde ich so nicht sagen. Arbeit, Freunde, deine Hunde sind dir wichtig, und du gierst nicht den ganzen Tag nach dem nächsten sexuellen Kick. Erzähl, was ist dir dieses Mal auf die Nerven gegangen?«

»Ich stelle bei jeder Frau von vornherein klar, dass mir keine Lebenspartnerin fehlt. Das ist nur fair. Kalle und die Hunde sind meine Fixsterne. Eng wird es erst, wenn eine Frau sich einbildet, ihre Liebe hätte Heilwirkung.«

»Warum willst du keine Partnerin?«

Kalle steht neben seinem Stuhl, hält Finns Blick stand, als würde er sich auf ihn konzentrieren. Finn krault ihn hinter dem Ohr über das dichte, weiche Fell, streicht über die kahle Stelle am Rand, über den fingerbreiten Riss.

»Fühlst du dich wohl damit, überall herumzuschlafen?«, fragt der Doc.

Finn starrt auf den Klatschmohn auf der Teetasse zwischen ihnen auf dem Tisch. »Nicht jeder hat eine Frau Greta.«

Davids hochgezogene Augenbraue zeigt Finn, dass er eine Grenze überschritten hat. »Entschuldigung.«

Der Doc nickt. »Meine Formulierung war auch daneben. Tut mir leid.«

»Liebesgedöns ist halt nichts für mich.«

»Viele Menschen empfinden Nähe als Glück. Ist das ein Problem für dich?«

»Bevor es zu einem Problem wird, gehe ich.«

»Wovor flüchtest du?«

Finn braucht ein paar Minuten für die Antwort. Er lauscht dem Ticken des Weckers und seinem eigenen Atem. »Ich weiß, wie es ist, wenn jemand von jetzt auf gleich weg ist, der mir viel bedeutet.« Er krächzt wie ein Rabe auf Dope.

»Jetzt kommen wir der Sache näher.«

Plötzlich riecht es nach Rauch im Zimmer. Nach Ruß. Finn atmet schwer. Sein Gesicht glüht. Er will schlucken, aber sein Mund ist zu trocken. »Ich träume immer noch von Sabine und dem ungeborenen Baby. Die Katze kreischt. Wieso konnte ich meine Familie nicht retten? Wenn mich jemand berührt, kann ich wenigstens ein paar Stunden schlafen.«

Der Doc schweigt.

Finn ballt seine Hand zu einer Faust. Seine frisch gefeilten Fingernägel graben sich tief die Haut. Er will dem Doc erzählen, dass die Sommersprossige aus München Holz in seinem Kamin angezündet hat. Im nächsten Augenblick hält er Sabines Kleid in der Hand, das blaue mit den Punkten. Feuer frisst sich in den Stoff, Flammen lecken an seiner Hand. Er schreit.

»Mund auf. Zunge raus«, sagt der Doc und träufelt eine Flüssigkeit auf Finns ausgedörrte Zunge. Es schmeckt erst süß, dann scharf. Er zieht Luft in seine Lungen. Seine Faust öffnet sich. Blut sickert aus der Handfläche und vermischt sich mit den daraufttropfenden Tränen. Das erste Mal seit seiner Zeit als Feuerwehrmann weint er.

Kalle legt den Kopf auf sein Knie.

Ich tauche unter Wasser. Neben mir Marie. Zwischen uns paddeln winzige Füße. Ich öffne die Augen und erhasche das letzte Bild meines Traums, einen Fetzen Rot. Ich greife danach, es zieht mich mit sich, es löst sich auf, löst auch mich auf, meine Hand, meinen Arm, meinen Körper. Bis nicht mehr bleibt als eine dumpfe Erinnerung an etwas, das niemals hätte sein dürfen.

Draußen ist es dunkel. Ich liege nicht auf meinem Futon. Ich liege nackt im Flur auf dem Läufer. Meine Haare kleben an der Stirn. In meiner Erinnerung habe ich noch nie geschwitzt. Was lauert da tief in mir, was ich nicht wissen will? Schützt die Amnesie mich vor meiner eigenen Schuld?

Mein Magen knurrt. Ich schleppe mich ins Bad, drehe den Wasserhahn am Waschbecken auf und trinke, bis ich müde werde vom Schlucken. Mir fallen Davids Worte ein: *Der Charakter verändert sich nicht durch das Vergessen.* Könnte ich einen anderen Menschen verletzen? Ich trete auf den Balkon. Kein Lüftchen verschafft meiner Haut Abkühlung. Der Heiligensee liegt still und düster hinter den Kliniklaternen. Selbst die Blätter in den Bäumen schweigen. Keiner der Patienten schreit, keiner stürzt sich vom Dach, und Maries Baby ist noch in ihrem Bauch.

Kalles Schlafplatz ist verwaist.

Soweit ich denken kann, bin ich nicht gewalttätig. Ich lege mich auf meinen Futon. Wenn ich nicht schlafen kann, tanzen meine Gedanken Tango. Gibt es eine höhere Macht? Betrachtet sie uns als Schachfiguren? Ist das Weltgeschehen ein Spiel? Werden die Bauern geopfert? Habe ich einen Wert? David sagt in meinem Kopf: *Sie sind nicht machtlos, Sie haben nur Ihr Gedächtnis verloren.* Und was hat Golo davon, dass er zu mir hält? Er wohnt bei einer älteren Dame, die zwei Zimmer in ihrer ehemals hochherrschaftlichen Berliner Altbauwohnung an Alleinstehende vermietet. Er nennt sie Schlummermutter. Tom meint, dieser Ausdruck wäre vorsintflutlich. Mir gefällt er. Ich kann mir nicht vorstellen, wie es ist, mit einem fremden Menschen eine Wohnung zu teilen. Wobei Szenarien dieser Art generell außerhalb meines Fassbaren liegen. Mir fehlt die Erfahrung, und irgendetwas tief in meinem Inneren sagt mir, dass ich diese Erfahrungen auch gar nicht will.

Ich stehe wieder auf, schlüpfe in einen Slip, steige in Schnabelpuschen, streife einen Kaftan über, flechte die

Haare zu einem Zopf und mache mich auf den Weg zur Küche. Die Nachtschwester nickt mir zu. Um eine Schlaftablette brauche ich sie nicht zu bitten. David sagt, ich soll die Nacht auch mit wenig Schlaf aushalten. Wenn gar nichts geht, darf ich kochen.

Die Therapieküche ist im Gegensatz zu Ingrids Klinikküche, in der Chrom und Profigeräte vorherrschen, im Landhausstil eingerichtet. Ich öffne das Fenster, wuchte den Topf auf den Herd, fülle Milch hinein und drehe den Regler auf Höchststufe. Mittlerweile lege ich meine Hand nicht mehr auf die Ceranplatte, damit ich herausfinde, warum sie rot glüht. Ich schäle Äpfel, teile sie in Würfel, krame Suppenlöffel aus der Schublade, stelle einen Stapel Teller auf den langen Holztisch, daneben die Dose mit Zucker und Zimt.

Golo, warum willst du eine Wohnung mit einer Frau teilen, die nicht weiß, wo sie herkommt und wer sie ist?

Die Milch blubbert. Ich schütte Reis hinein, röste geschälte Mandeln in einem Extratopf in Kokosöl an.

Am Fenster raschelt der Efeu. Kalles Fellgesicht lugt herein. Seine Zunge hängt auf dem Kinn. »Dachte ich mir es doch, dass du der Erste bist.«

Anmutig springt Kalle über die Spüle auf den Fliesenboden und sieht sich suchend um.

»Dein Napf kommt sofort.«

Ich stelle ihn in eine Ecke, kehre zurück zum Herd und schütte die Apfelstücke auf den Reis im Topf.

Es klopft an der Tür.

»Ja.«

David trägt einen Trainingsanzug und sieht mit seinen wirren Haaren aus wie ein Knastbruder, den sein Zellengenosse unter Strom gesetzt hat. »Ah, Frau Osterbeck, das duftet ja wieder himmlisch.«

Die Kieselsteins leben im ausgebauten Dach des Patientenhauses und schlafen bei offenem Fenster. Er lächelt sein *Na,-was-ist-passiert?*-Lächeln.

»Golo möchte mit mir eine Wohnung anschauen.«

»Wie finden Sie das?«

Ich zucke mit den Schultern.

»Vertrauen Sie ihm nicht?«

»Wenn ich wüsste, wie sich Vertrauen anfühlt, könnte ich Ihre Frage beantworten.«

Er blinzelt. »Einen Versuch war es wert.«

Da ist er wieder, der behutsame Klinikleiter, der nicht aufgibt, der daran glaubt, dass meine Sinne irgendwann erwachen und ich über sie mein Gedächtnis wiederfinde.

Marie schlurft mit einem Gähnen an ihm vorbei und lässt sich auf einen Stuhl fallen. Sie schaut mich mit ihrem Schleierblick an, zieht den Rotz in der Nase hoch, schweigt. Hannes Diek taucht auf und schiebt sich ohne Gruß neben sie. Sie rückt ein Stück zur Seite. Cindy war noch kein einziges Mal dabei. Vermutlich hat sie nicht mitbekommen, was wir hier treiben. Gibt der Pfleger ihr heimlich ein Schlafmittel, damit er nachts ungestört ist?

Frau Greta lächelt um die Ecke und zieht den Küchenduft tief in ihre Nase. »Ach Liebes, es ist so schön, dass Sie meine Leibspeise kochen. Wie lange ist das her? Einen Monat?« Sie reibt über ihren flachen Bauch und setzt sich mit einem wohligen Seufzer neben ihren Mann an den Tisch.

Ich schütte die gerösteten Mandeln von dem kleinen

in den großen Topf, versenke den Kochlöffel im Brei und rühre kräftig um.

Vor dem Fenster flackern zwei große Scheinwerfer auf. Alle halten in ihren Bewegungen inne und lauschen auf das Ersterben des Motorengeräuschs.

Finn duckt sich in die Seitentür herein. Er wäscht sein rußgeschwärztes Gesicht und die Hände in der Spüle, hockt sich vor Kalle. »Na, Wildfang, jemanden geweckt heute?« Kalle gräbt seine Schnauze in die Wange seines Trainers und wackelt mit dem Schwanz.

»Du bist ein verdammt guter Therapeut. Ich bin stolz auf dich.« Finn strahlt. Ich klatsche die erste Kelle Brei in die Mulde seines Tellers. »Drüben in der Siedlung ist so ein Hirni beim Rauchen eingepennt. Zum Glück brennt heute Nacht bei euch Licht. Hab ich einen Kohldampf.«

Kalle stößt seinen Napf an die Wand, dass es scheppert.

»Randalier nicht!« Ich gebe ihm seine Portion, will Zucker und Zimt drüberstreuen, treffe seine Schnauze.

Nach dem ersten Löffel sagt Finn: »Genial – die Grütze.«

Marie schmatzt mit offenem Mund.

Diek gibt generell keine Geschmacksbekundungen ab. Er isst jedes Mal zwei volle Teller.

Tom steht in der Tür. »Das ist ja quasi wie bei meiner Großmutter, wenn es in meiner Kindheit geblitzt und gedonnert hat.«

»Wenn das jetzt kein Kompliment ist, kannst du gleich in deine Pupshöhle zurückgehen.«

Tom prustet. Erst beben seine Schultern, dann sein

Bauch und der ganze Körper, ein Lachen bricht aus ihm heraus. »Puh, mein Zwerchfell zwickt.«

»Darf ich es als Kompliment verstehen, dass es hier wie in der Küche deiner Großmutter riecht?«

»Unbedingt. Lea, dein Humor ist nicht von dieser Welt.«

Ich blicke in die Runde. »Ihr findet das lustig?«

Bis auf den Pfleger nicken alle und sehen fröhlich aus. Ich tauche die Kelle in den Topf, fülle die restlichen Teller. »Na denn.«

Zwei Schalen rette ich als Gruß an Kantinenchefin Ingrid und für die Nachtschwester in den Kühlschrank. Den Rest hole ich mit der Hand aus dem Topf und lecke meine Finger ab. Dabei begegne ich Toms Blick.

Warum starrst du mich an wie Kalle sein Futter?

Ich staple die Teller übereinander, stelle die Porzellandose mit dem Zucker- und Zimtgemisch zurück in den Küchenschrank oben rechts. Ich weiß nicht, warum ich jedes Mal Milchreis koche, wenn ich nicht schlafen kann und die Gedanken in einer Endlosspirale durch meinen Kopf tanzen, aber es ist die einzige Speise, die ich schmecken kann.

Vollgefressen wanken die Zweibeiner in ihre Zimmer. Die Lichter im Bau sterben. Kalle trabt neben Finn über den Rasen zum See. Am Gestrüpp auf der Grenze zu den Nackten liegt eine Schlangenhaut. Kalle drückt seine Läufe durch, presst seine Pfoten fest auf den Boden. Zeigt ihr seine Zähne.

Finn schaltet die Gartenlaternen aus.

Sie lassen sich nebeneinander im Gras nieder. Kalle legt seinen Schwanz um die Vorderpfoten. Schaut nach oben. Viele Punkte strahlen sie an.

»Sackzement, das können die Sterne hier wirklich besser als in der Stadt«, sagt Finn. Seine Stimme grollt friedlich in Kalles Ohr. Er legt einen Arm um Kalles Hals. »Dort verschlucken hohe Häuser, künstliches Licht und der Smog das Leuchten. Viel zu hell für ein ordentliches Himmelsspektakel.«

Sie schauen auf den See. Grillen zirpen. Die Fische schlafen. Der Wind säuselt. Aus dem Schilf kommt ein Geräusch. Als würde der Hygienemensch in eine leere Flasche reinpusten. Hoffentlich schlafen er und Edgar, die Ringelnatter. Kalle legt seinen Kopf auf Finns Oberschenkel. Er riecht nach Rauch, Ruß und Finn.

»Was hältst du von unserer Trommeltherapeutin Badu? Klug. Eine schwarze Gazelle. Junge, Junge!«

Kalle schmatzt. Badus Tasche duftet nach Lakritz. Die Tüte knistert, wenn sie das süße Holz herausfingert. Einmal ist ein Stück auf den Boden gefallen. Es klebte an seinen Zähnen.

Er hechelt. Seine Zunge hängt aus dem Maul. Etwas riecht fröhlich. Ein seltener Geruch in seinem Revier. Intensiver Veilchenduft streift ihn. Er hebt den Kopf. Fremd und trotzdem seltsam vertraut setzt sich ein schemenhafter Fetzen Erinnerung in seinen Nasenhärchen fest. An einen moosweichen Bauch. Er hat noch keine Zähne. Er saugt. Die Milch ist warm und süß. In einem der Büsche auf der Seite raschelt es.

Finn reagiert nicht.

Die Nase einer jungen Fähe taucht zwischen Blättern auf. Seit ein paar Tagen streift sie durch sein Revier. Rundherum leben viele Füchse. Sie leben nicht in Rudeln. *Wölfe tun das,* sagt Finn. Kalles Schnurrhaare vibrieren. Die Luft verändert sich. Pulsiert zwischen der Fähe und ihm. Schmeckt nach süßen Blüten.

Finn zappelt mit den Füßen. »Okay Kalle, pass gut auf Lea auf!«

Kalle legt eine Pfote auf Finns Knie.

»Danke, Wildfang. Ich geh dann mal in mein Bett.«

Ein weiterer sonniger Nachmittag beginnt für Tom in der Klinik. Die Sonne brennt auf den See. Er genießt die Kühle des Wassers. Lea steht bis zu den Knien im Nassen. Ihr Haar fällt wie ein Fuchspelz den Rücken ihres Kaftans herunter, die Spitzen lecken am See. Ein Boot mit zwei feixenden Halbstarken kreuzt vor dem FKK-Gelände. Am Ufer ruft eine sonore Stimme: »Ihr Spanner, fahrt gefälligst nach Hause zu Mutti, oder ich verziere euch mit meiner Harpune den Arsch!«

Die beiden Jungs rudern mit hektischen Schlägen davon.

»Wieso machen die das?«, fragt Lea.

»Nun, ich nehme an, sie wollen nackte Frauen sehen.«

»Wollen die Geschlechtsverkehr?«

Tom bricht in Gelächter aus. »Darauf kannst du wetten.«

Sie setzen sich unter der Trauerweide auf eine Decke. Kalle schnarcht zu ihren Füßen.

»Mein Leben ist nicht wirklich schlimm, aber es nervt«, sagt Tom. »Ich habe kein Konzept, und tatsächlich kenne ich den gelackten Hochzeitsfotografen nicht, den Melody Winkler in mir sieht. Ich will einen Grund haben, morgens aus dem Bett zu springen. Es soll in meinem Bauch kribbeln, wenn ich an Arbeit denke. Ich will stolz auf das sein, was ich tue. Ich will einen Hund und kein Kind mit einer Frau, die ich nicht liebe.«

»Wie geht *lieben?*«

Dieses Mal lacht er aus Verlegenheit. Als gäbe es ein Rezept für die Anwendung von Gefühlen. Gleichzeitig nagt die Frage an seinen Grundfesten.

Ja, wie geht lieben?

Er erinnert sich an Dunstschwaden in Omas Küche, atmet den Duft von frisch gepflückten und entkernten Kirschen ein. Mit Grießbrei beschmierte Finger verschwinden in seinem Mund. »Das fragt sich wohl jeder Mensch, nicht wahr?«

»War das am Anfang mit Melody Liebe?«

Vor sechs Jahren wollte er Tag und Nacht mit Melody zusammen sein. »Ich denke schon.«

»Und wie hast du es gemacht?«

»Klingt blöd, aber ich habe es vergessen.«

»Das verstehe ich.«

Er erinnert sich an die Wut, die in ihm hochkroch, als er am Steuer ihres weißen BMWs saß. »Wir waren auf dem Weg zu einer Opernveranstaltung. Auch so eine Sache, die ich nur meiner Frau zuliebe getan habe. Mein Hemdkragen scheuerte. Die Fliege lag zu eng um meinen Hals. Vor mir lagen drei Stunden Langeweile, in denen hysterische Stimmen und Melodys Ellenbogen mich nicht schlafen lassen würden. Ich konnte mich nur mit Mühe auf den Stadtverkehr konzentrieren. Meine Frau schwärmte von dem bevorstehenden Wochenende, von der nächsten Glamourhochzeit. Ich wollte ihre Stimme nicht mehr hören. Ihre Begeisterung verursachte mir Übelkeit. Ich musste etwas sagen, irgendetwas, das sie zum Schweigen brachte, das diese Begeisterung wenigstens für einen Moment verstummen lassen würde.«

»Wie wäre es mit: *Ich will die Scheidung?*«

Tom überlegt. Diese Idee fühlt sich überraschend gut an. »Darüber habe ich nicht nachgedacht.«

»Ich schon.«

Meint Lea seine Frau oder Golo?

»Was hast du ihr geantwortet?«, fragt Lea.

Er formulierte seinen Wunsch nach Veränderung vorsichtig, seltsam gestelzt. »Melody, ich brauche eine Auszeit. Ich möchte den Fokus meiner fotografischen Arbeit neu ausrichten.«

»Wieso? Läuft doch alles prächtig. Außerdem kann es sein, dass ich schwanger bin.«

Kinder waren in ihrer Ehe nie Thema gewesen. Er wollte ihr sagen, dass die Keep-Smiling-Orgien und das hirnlose Geknipse ihn anödeten. Seine Mundwinkel waren müde vom ewigen Lächeln. Stattdessen schnauzte er sie an. »Es muss doch nicht jeder Kinder in die Welt setzen.«

»Du bist ja verrückt.«

In diesem Moment verlor er die Kontrolle über den Wagen, und sie knallten frontal in eine Telefonzelle. Sein Hirn wurde erschüttert und alles durcheinandergewirbelt. Er fiel zwei Tage ins Koma und danach zwölf in den Standbymodus.

»Und? *Ist* Melody schwanger?« Leas Frage bringt Tom mit einem Ruck aus dem Auto zurück unter die Trauerweide. »Keine Ahnung.«

»Du hast sie nicht gefragt?«

Kalle liegt auf dem weichen Moos unterm Baum. Das Wasser am Steg plätschert um die Pfähle.

Die Wölfin steht auf. »Ich gehe kurz mit den Füßen in den See.«

»Gute Idee. Vor dem Gespräch mit Dr. Kieselstein sollte ich mich auch noch abkühlen«, sagt Tom.

Kalles Fellhaare stellen sich auf. Der nahe Schilfgeruch drängt in seine Nase. Er niest.

Tom zupft an seinen Ohren. »Keine Sorge, du kannst in aller Ruhe weiter hecheln.«

Kalle schmiegt seinen Kopf in Toms Hand.

Lea späht durch die Äste der Trauerweide. »Da ist sie ja.«

»Wer?«

»Die Frau, die sagt, dass du Tom heißt. Und Golo. Die suchen uns.«

Kalle keckert leise.

»Pech. Dr. Kieselstein wartet, und ich habe Durst«, sagt Tom.

»Ja, und ich will zum Chi Gong. Auch Kalle und ich sollten etwas trinken.«

Die drei schieben sich durch den Blättervorhang. Laufen durch die Nachmittagshitze. Auf der Terrasse fallen Melody und Golo über Lea und Tom her. »Wo treibt ihr euch denn wieder herum?«

Leas Augen werden blicklos. Duftspuren von Trauer wabern in Kalles Nase. Mit dem nächsten Atemzug verflüchtigen sie sich. Lassen keinen Geruchsstempel zurück. Seine Schnurrhaare vibrieren. Er muss wachsam sein. Er muss auf sie aufpassen.

Lea holt eine Schüssel Wasser.

Er schlabbert sie durstig aus.

Melody stellt eine Tasche neben Toms Glas. Er öffnet sie. Hält ein schwarzes Ding mit einem großen Auge in der Hand. »Was soll ich denn damit?«

»Sag bloß, das hast du auch vergessen?«

Tom zuckt mit den Schultern.

»Ist Fotografieren nicht wie Fahrradfahren, Schwimmen oder Schuhe binden?«

Seine Nase zerknautscht wie bei einem Boxerhund. »Keine Ahnung.«

»Tom, ich brauche dich am Sonntag.«

Er erhebt sich mit einem Ruck. »Mach's doch selbst.«

»Du spinnst ja wohl.«

»Rate mal, warum ich hier bin?«

Er läuft davon.

Kalle trabt hinterher.

Im Zimmer des Leitmenschen sagt Tom: »Ich will keine Hochzeiten fotografieren. Allein der Gedanke daran kotzt mich an.«

Der Leitmensch lächelt. »Sie erinnern sich?«

»Nein. Doch. Zum Teil. Ich kann so nicht mehr leben.«

Kalle schmiegt sich an sein Bein. Es ist feucht. Riecht

nach Salz. Brrrr, Menschenschweiß! Er zieht seine Schnauze zurück.

»Beruhigen Sie sich, Herr Winkler, nichts müssen, alles können. Hassen Sie die Fotografie so sehr?«

Es dauert eine Weile, bis Tom antwortet. »Ganz und gar nicht. Nur Hochzeiten.«

»Ah ja. Vielleicht probieren Sie etwas anderes aus. Beobachten Sie Ihr Umfeld. Sehen Sie genau hin. Die Welt verfügt über ein Meer von Bildern. Entdecken Sie Ihre Kamera neu.«

Kalle streckt sich. Steht auf. Stupst den Leitmenschen mit der Schnauze an. Der öffnet ihm die Tür zum Gang. Sein Ziel ist die Bibliothek. Greta, die Gefährtin des Leitmenschen, trägt einen zärtlichen Duft. Sie ist eine alte, mitfühlende Seele. Sie weiß genau, was er möchte, wenn er sich auf sein Kissen neben ihrem Ohrensessel legt. Heute liest sie ihm ein Märchen vor. Sie hat eine Stimme so samtig wie Leas Milchreis. Ihre Worte perlen aus ihrem Mund und leuchten zum Einschlafen schön. Er träumt von der weichen Schnauze der jungen Fähe.

Melody verabschiedet sich. Ich bleibe allein mit Golo auf der Terrasse zurück. Leider sind es noch zwei Stunden Zeit bis zum Abendessen. Kalle tänzelt um Ingrid herum, sie bückt sich zu ihm hinunter. Er schnappt ein Stück Wurst aus ihrer Hand. Der nervige Hygienemensch Georg Z taucht auf. Ständig wuseln er und sein Staublappen durch die Klinik, machen Jagd auf Keime und Tiere. Der massige Mann zuckt zurück. Kalle legt die Ohren an, prescht an ihm vorbei nach draußen in die Büsche.

»Ingrid!«, raunzt Georg Z. »Bist du denn noch zu retten? Füchse übertragen tödliche Krankheiten. So ist das nun mal. Leider. Leider.«

»Kollege, du arbeitest zu viel. Das ist doch nur Kalle. Trink erst mal in Ruhe einen Kaffee, dann wird das wieder.«

Georg Z schnaubt und setzt sich widerwillig an einen Tisch. »Alle decken diesen Kobold. Sogar mein Onkel. Und irgendwann haben wir hier eine Seuche, die auch das Gehirn des Personals zerfrisst.«

»Wo nix ist, kann auch keiner was zerfressen«, sage ich.

Golo verzieht sein Gesicht. »Der arme Mann. Ihr stempelt ihn zum Horst. Dabei ist ein Fuchs in einer Klinik durchaus ein Risiko. Sind alle Gedächtnislosen Kinder, die nie erwachsen werden?«

Mein Ehemann ist halt ein Draußenmensch. Seine Fantasie schillert ebenso wenig wie schwarze Fliesen in einem unbeleuchteten Badezimmer. Und *ihm* können wir nichts vormachen. Er hat als Jugendlicher bei einem Hundezüchter gearbeitet.

Ich greife nach meinem Zimmerschlüssel.

Er steht auf. »Komm, ich bringe dich. Hast ja gestern die Blumen vergessen.« Er nimmt die Vase, die noch immer auf dem Tisch steht. In meinem Zimmer schaut er sich um, stellt die Rosen auf den Nachttisch.

Ich gucke in den Ganzkörperspiegel. Golos Gesicht taucht neben meinem auf. »Du bist so hübsch.«

Ich fasse mir an die Nase, lege einen Finger auf den Mund.

Wer bist du?

Die Narbe an meinem rechten Oberarm juckt. »Woher habe ich die Narbe?«, frage ich.

Golo streicht mit zwei Fingern über die acht Zentimeter lange Erhebung. »Du hast dich bei dem Brand verletzt.« Ich rücke von ihm ab. Er senkt seinen Kopf. »Diese Klinik macht mich traurig. Ich möchte bei dir übernachten, und morgen nach dem Frühstück fahren wir zusammen zu dem Besichtigungstermin.«

»Patientenangehörige schlafen zu Hause.«

Seine Finger krabbeln von hinten zu meinen Brüsten. Er atmet schneller.

»Willst du Geschlechtsverkehr?«, frage ich.

»Äh, ja.«

»Ich spüre nichts.«

Seine Hände lösen sich abrupt.

Wir starren uns an. Seine Pupillen weiten sich. Jetzt will er wieder in mich hineinkriechen und mich von innen auffressen. Er verschwindet aus dem Spiegel. »Tut mir leid.«

»Mir auch.«

»Ich dachte, es geht dir besser.«

Ich schweige, starre in den Spiegel.

»Der Termin ist morgen um elf.«

»Da habe ich Alphawellen-Therapie.«

Golo seufzt. »Lea, bitte dreh dich zu mir.«

Ich stehe vor ihm. Er trägt offene Birkenstock-Slipper.

»Könntest du mich anschauen?«

Ich hebe meinen Kopf. Er hat die Hände gefaltet und schüttelt sie. »Du weißt, ich gebe alles für deine Heilung. Aber jetzt ist es genug. Seit zwei Jahren nistest du dich in dieser Märchenklinik ein. Machen wir uns doch nichts vor: Die abstrusen Methoden des David Kieselstein haben nichts gebracht, und sie werden auch zukünftig nichts bringen. Wir müssen einen anderen Weg gehen. Außerdem wird es langsam Zeit, dass wir beide als Mann und Frau zusammenleben.«

Ich schweige, kann nicht nicken, will nicht nicken.

Er hüstelt.

Ist er verlegen?

»Zudem ist die Moral der Berliner eine Katastrophe. Die Leute lassen sich Waschbecken, Kloschüssel, sogar ein ganzes Badezimmer einbauen – und dann zahlen sie nicht. Ich habe jede Menge Außenstände.«

»Oh«, sage ich.

Er hebt seine Hand, als wollte er über meine Wange streicheln, zieht sie zurück. »Okay, dann übermorgen. Ich verschiebe den Termin.« Er wendet sich ab, dreht sich noch einmal um: »Ich geh dann jetzt. Schlaf gut.« Behutsam fällt die Zimmertür ins Schloss.

Ich rutsche mit dem Rücken an der Wand hinunter, rolle mich auf die Seite, ziehe die Knie an die Brust, lege die Arme an die Schläfen und presse die Hände am Hinterkopf zusammen. Ich will den Boden spüren. Ich will mich spüren, die gleichen Dinge tun und fühlen wie vor meiner neuen Zeitrechnung. Ich will das Verlorene zurückgewinnen, im Zeitraffer Bilder in mich aufnehmen, nach eigenen Erfahrungen greifen, die düstere Wand in meinem Kopf einreißen. Ich habe keine Vergangenheit. Wie soll ich mir da eine Zukunft vorstellen? Es ist, als hätte jemand die Batterie aus mir herausgenommen. Ich kann nichts tun.

Ich könnte sterben.

Die Idee umarmt mich, zieht mich näher zu sich heran. So nah. Sie saugt mich auf. Ich atme flach.

Anderthalb Stunden später liege ich noch immer in meinem Zimmer auf dem Boden.

Vielleicht ist Sterben eine Lösung, vielleicht auch nicht, vielleicht geht es bis in alle Ewigkeit weiter ohne Gefühle (sieben Buchstaben), ohne Schmerzen (neun Buchstaben), ohne Freude (sechs Buchstaben), der Unterschied bleibt im Dunkeln. Vermutlich ändert der Tod auch nichts daran, wer ich vorher war und wen ich vergessen wollte. Die Fragen bleiben.

Meine Festplatte ist gelöscht, ein Reset außer Sicht.

Und wer nicht wirklich lebt, braucht auch nicht zu sterben. Jedenfalls nicht heute.

Ich packe die Vase mit den Rosen, verlasse mein Zimmer und klopfe am Ende des Ganges an Maries Tür.

»Lea, komm rein, meine Eltern sind da. Willst du die Blumen nicht behalten?«

»Nein.«

Sie kann die Besuche ihrer Familie an einer Hand abzählen, und ich habe diese Draußenmenschen bisher nur aus der Ferne gesehen. Eine Frau um die Vierzig hockt auf der Matratze. »Guten Tag, Lea. Sie schenken meiner Tochter Rosen? Mögen Sie Frauen?«

Diese Direktheit ist ungewöhnlich für einen Menschen ohne Hirnverletzung. Sie könnte eine dieser Helikoptermütter aus dem Doofguckbericht in der vorigen Woche sein. »Nicht in den letzten zwei Jahren.«

Der kleine Mann neben dem Bett streicht über sein glatt rasiertes Kinn. »Nun lassen wir mal die Kirche im Dorf.«

»Das Klinikgelände ist Eigentum der Protestanten.«

»Wie bitte?«

»Mein Ehemann hat mir diese toten Blumen geschenkt. Ich will nicht zusehen, wie sie verwesen.«

Maries Mutter runzelt die Stirn. »Sie sind also Lea?«

»Lea Osterbeck. Retrograde Totalamnesie.«

»Welche Form ist das?«

»Mein Langzeitgedächtnis hat sich nach einem Bums auf den Hinterkopf verabschiedet. Ich bin sozusagen zwei Jahre alt.«

»Das tut mir leid.«

Herr Matuschek ist kaum größer als Marie. »Sie sind eine Expertin im empirischen Sinn. Dr. Kieselstein ist ja nur Theoretiker. Er glaubt meiner Tochter. Denken Sie auch, dass man ein Kind empfangen kann, ohne dass man es merkt?«

»Papa!«

»Herbert, bitte, das ist doch eine Fremde.«

»Die Freundin unserer Tochter kennt sich aus. Also?«

»Ich bin keine Freundin Ihrer Tochter, aber Geschlechtsverkehr kann ein Mensch ebenso vergessen wie alles andere auch. Irgendein Erlebnis hat Maries Gehirn mit zu viel Adrenalin geflutet. Das löscht Erinnerungen.«

Marie legt eine Hand auf ihren Bauch.

Die Matuscheks schweigen.

Es klopft. Kurt steckt seinen Kopf inklusive Stirnband in die Tür. »Raubtierfütterung.« Er begrüßt mich und Maries Eltern.

Herbert Matuschek hebt eine Braue und betrachtet Kurts Brust. »Sie sind *Doors*-Fan?«

Kurt lächelt. »Meine Eltern. Ick bin mit Rockmusik aufjewachsen.« Er reibt sich seinen Bauch. »Kommt ihr? Es gibt heute Zander. Kalle tropft schon der Zahn.«

Der Leitmensch hackt hinter dem Gebäude vor dem Schuppen Holz. Sein Morgensport im Sommer. Er sagt, er wird dabei Dinge los. Solche, die er keinem an den Kopf werfen will. Außerdem ist dann im Winter der Keller gefüllt. Menschen haben ja kein Fell. Das Eisen spaltet das Holz. Ein würziger Duft streicht Kalle um die Nase. Er schnurrt.

Nach einer Weile wuchtet der Leitmensch die Axt in den Hackblock. Er setzt sich auf einen der beiden Steine daneben. Auf dem zweiten Stein sonnt sich Edgar, die Ringelnatter, die Schuppen. Die beiden gelblichen Nackenflecken glänzen. Der Leitmensch schüttet für Kalle Wasser aus einer großen Flasche in eine Schale und trinkt selbst ein paar Schlucke. Edgar hebt den Kopf und öffnet sein Maul. Der Leitmensch träufelt ein paar Tropfen auf die gespaltene Zunge. Kalle rückt ein wenig ab. Der Leitmensch spricht von friedlicher Koexistenz. Sie schauen in regungsloser Eintracht Löcher in den Garten.

Plötzlich reißt eine Hand die Axt aus dem Block. Lässt sie auf die Schlange niedersausen. Edgars olivfarbener Leib schnellt davon. Seine schwarzen Rückenflecken huschen durchs Gras. Das Metall der Axt zaubert einen

Feuerblitz auf den Stein. Prallt ab. Kappt die Spitze eines Gartenschuhs.

Der Leitmensch springt auf. »Menschenskinder, Georg, du gehörst in eine Gummizelle!«

Am Abend verschluckt der See die Sonne. In der Nacht fällt Regen. Die Fähe streift über das Gelände. Kalle will sie ankeckern. Traut sich nicht. Sie bewegt sich so geschmeidig und lautlos wie kein anderes Wesen in seinem Revier. Er hält Abstand. Folgt ihr zu einem abgeernteten Acker. Mit gesenktem Kopf streift sie über das Feld. Dreht ihre Ohren. Regenwürmer kriechen mit einem schabenden Geräusch aus dem Boden. Sie räkeln sich nach oben. Berühren die Schnurrbarthaare der Fähe. Sie schnappt zu. Kalle wagt sich an ihre Seite. Behutsam zieht er einen Wurm durch seine Frontzähne, zerquetscht und zermalmt ihn mit den Backenzähnen. Es schmeckt köstlich nach Erde und Schleim.

Seit zwei Jahren erscheine ich bei den Gruppentherapien als Letzte und gehe, bevor mich jemand ansprechen kann. Heute betrete ich den Musikraum, setze mich und schaue den drei Frauen, die sich nach mir im Djembekreis einfinden, das erste Mal, seitdem ich sie kenne, in ihre Gesichter. Sie lächeln überrascht. Nur Cindy zeigt keine Reaktion.

Finn kommt herein und setzt sich neben mich. »Hey.«

»Hat Kalle wieder beim Training gefurzt?«, frage ich.

Die anderen Gespräche verstummen.

Er grinst. »Na klar.«

Badu hält kurz in der Tür inne, lächelt ihr warmes Lächeln. Sie schließt den Kreis. Finn zwinkert unserer Therapeutin zu. Sie deutet ein Nicken an und legt beide Hände auf ihre Djembe.

Als die Schläge auf den Ziegenhäuten fester und schneller werden, das Geräusch in den Ohren anschwillt, kurz bevor mich der immer gleiche Rhythmus davonträgt, hebe ich meinen Kopf, sehe die Freude in ihren Augen, diesen facettenreichen Onyxsteinen. Das erste Mal, seitdem ich trommle, regt sich tief in mir der Hauch eines Echos, mein Körper geht in Resonanz mit Badu und den anderen Frauen, mein Herz schlägt in ihrem Takt.

In der Nachmittagssonne sehen Leas Schopf und Kalles Fell aus, als wären sie eins. Finn lässt sich neben sie auf den Rasen fallen. Kalle steckt seine Nase in ein Lavendelbeet, umringt von Hummeln. Der Duft strömt in Finns Nase. Wie gern würde er ihn mit Lea teilen. Zwei Stimmen vor dem Kliniktor stören ihr Schweigen. Hannes Diek und Golo.

Wie vertraut die miteinander sind, der Pfleger und Leas Mann.

Cindy guckt in die Wolken.

»Ein seltsames Gespann«, sagt Finn.

»Meinst du mit *seltsam* merkwürdig, lustig oder irre?«, fragt Lea.

»Lustig eher nicht.«

»Aha.«

Meine Fresse, was würde ich tun, wenn die Frau, die ich liebe, nicht wüsste, wer sie ist?

Golo behandelt ihn wie einen Kumpan, aber er ist kein Mann, mit dem er befreundet sein möchte. Warum eigentlich nicht?

Wir wollen beide, dass es Lea gutgeht. Oder? Hannes Diek zieht an Cindys Arm, als wäre sie ein lästiges Kind.

Golo kommt näher. Er beugt sich zu Lea herunter und küsst sie, bleibt stehen. Finn bedenkt er mit einem plumpen Schulterklopfer. Golo wendet sich der Sonne zu. »Ein wunderbarer Tag heute.«

Lea antwortet nicht.

Finn würde am liebsten ein brennendes Streichholz in die Bundfalten von Golos Hosen legen und erleben, wie er aufkreischt und in den See rennt. Stattdessen sagt er: »Diek macht keinen guten Job.«

»Wieso?« Golo nimmt Leas Hand.

Ihr Gesichtsausdruck bleibt stoisch.

Einen kleinen Moment schweigen sie. Dann hält Finn es nicht länger aus, er erhebt sich. »Zeit für Qi Gong.«

Sofort löst Lea sich von Golo und steht neben Finn. Für einen Sekundenbruchteil lang fängt Finn einen Blick von Golo auf, der einem bösartigen Pitbull Konkurrenz machen könnte.

Unsere Freundschaft bedroht ihn.

Menschen in einer Anstalt brauchen jemanden, der ihre Welt versteht, damit sie den Mut nicht verlieren. Angehörige werden nach einer gewissen Zeit müde und reagieren manchmal aggressiv auf die Hilflosigkeit der Kranken. Golo ist ungewöhnlich treu. Doch Finn würde ihm am liebsten mal gepflegt die Fresse polieren. Ist Golo ein Pseudogutmensch, der bei der ersten Gelegenheit, die sich ihm bietet, auf die Regeln der Zivilisation pfeift?

Tom schleicht um die Garderobe in seinem Zimmer herum und starrt die Tasche an, die unter seiner Jacke hervorlugt. Er geht auf den Balkon. Die Sonne wird nicht mehr lange über dem See stehen. Der Himmel kündigt die blaue Stunde an.

Kalle schnürt über den Rasen. Im nächsten Moment hat Tom die Kamera in der Hand. Auf seinem Weg in den Garten begegnet ihm Pfleger Diek. Er schleicht blass und ohne Cindy über den Gang. Tom beneidet ihn nicht um seine Arbeit.

Eine Minute später posiert Kalle am Strand, als hätte er ihm eine Portion Milchreis versprochen. Mit aufgestellten Ohren und hochgestelltem Schwanz drückt Kalle seinen Vorderleib zu Boden und reckt sein Hinterteil in die Luft. Tom drückt auf den Auslöser. Ein paar Enten laufen vor seine Linse. Kalle blinzelt gutmütig. Klick. Klick. Sie grinsen sich an, der Fuchs und er. Patienten stehen von den Parkbänken und den Liegestühlen auf und lachen. Marie hebt ihr T-Shirt und streckt ihm ihren nackten Babybauch entgegen. Tom drückt auf den Auslöser. Lea möchte mit Kalle abgebildet werden, Jakob mit Christian. Alle wollen ein Porträt, eine Erinnerung an diese Stunden, Augenblicke, die sich konservieren lassen. Nur Cindy wird sich über das Foto auf ihrem Nachttisch wundern.

Dr. Kieselstein schlendert heran. Kalle rennt auf ihn

zu, stellt sich auf die Hinterbeine. Der Arzt geht auf die Knie, lässt seine Hände abwechselnd spielerisch nach vorne tanzen und grinst. »Hey, Champ, gib mir vier.« Kalle keckert. Die Patienten bilden einen Kreis und feuern Kalle an, als ginge es um die Boxweltmeisterschaft. Klick. Klick. Klick.

Toms Sucher findet eine lachende Marie. Klick.

Im Gegensatz zu den Hochzeitsfröhlichen zeigen die Gesichter der Gedächtnislosen eine Vielfalt von Gefühlen. Jedes erzählt ihm eine andere Geschichte – selbst Leas unbewegte Miene.

Cindys Mimik, die nach ein paar Minuten ins Katatonische zurückwechselt, verrät ihm, mit welcher Vehemenz sie nach Identität ringt. Vielleicht für immer vergeblich.

Wenn wir Verrückten in der Überzahl sind, gehören wir dann wieder zu den Normalen?

Tom ist erfüllt von dankbarer Lust. Wann war er jemals so aufgekratzt?

Am selben Abend bekommt er per Handy einen kleinen Auftrag. »Die Tochter eines alten Schulkameraden hätte gern ein Porträt von ihrer Katze. Kommst du mit?«, fragt er Lea und rechnet mit massivem Widerspruch.

Sie zögert nur kurz. »Seit ich hier lebe, bin ich noch nie draußen gewesen. Vor Golos Wohnungsbesichtigung konnte ich mich bisher herumdrücken. Es wird Zeit.«

»Prima. Robert holt uns morgen nach dem Mittagessen mit dem Auto ab.«

Im Abendlicht stolziert eine Gruppe Krähen an Kalle vorbei. Sie krächzen freundlich. Plötzlich ist die Fähe dicht neben ihm und bellt. Die Krähen fliegen über sie hinweg auf einen Baum und lachen: Klong. Klong. Klong. Tief atmet Kalle den Duft der Fähe ein. Ihr Fell riecht nach Veilchengras. Und ein wenig ranzig. Sie stupst ihre Schnauze gegen seinen Hals. Mit drei kurzen Lauten vermittelt sie ihm, dass Fleisch beben muss, es muss bluten. Er wittert Kräuter und Brennnesseln. Drei Kaninchen hoppeln über den Rasen. Die Füchse pirschen sich lautlos heran. Kalle springt senkrecht in die Höhe. In der Luft schlägt sein Schwanz kräftig aus. Die Krallen seiner Vorderpfoten drücken die Beute auf den Boden. Seine Fangzähne reißen das Fell auf. Graben sich wie toll ins frische, zuckende Fleisch. Er leckt das warme Blut von seinen Pfoten, als wäre es bräsiger Honig. Ihre Schnurrhaare berühren sich. Sie schlecken sich gegenseitig Blut von den Schnauzen. Kreischen vor Behagen. Der Mond scheint prall auf ihre herausgestreckten Zungen. Kalle spürt seine Kraft. Spürt die Kraft seiner Gefährtin. Und etwas Neues, Mächtiges in ihm selbst. Er tänzelt um die Fähe herum.

Doch jäh verschmutzt eine fiese Geruchsnote ihren durchdringenden Duft.

Der Feind!

Er riecht nach Putzmitteln. Nach vergammelten Gummistiefelfüßen. Nach zersetztem Zweibeinerschweiß. Kalle wittert Malz, Wasser und Getreide. Scharf und bitter. Er niest.

Der Hygienemensch sitzt auf der Bank unterm Kastanienbaum. Hält eine Flasche in der Hand. Er schreckt auf.

Sie starren sich an.

Georgs trübe Augen weiten sich. »Gottogott, jetzt sehe ich den Fuchs schon doppelt. Nach drei Bier.«

Die Fähe bellt.

Kalle flitzt ihren Hinterläufen nach.

Der See atmet Nebel aus.

Vor dem Klinikgebäude streckt mir der Schulkamerad Robert Trost die Hand zur Begrüßung hin. Mit seiner Schirmmütze ist er angezogen, als wäre er auf dem Weg zum Golfplatz, und trägt als Oldtimerfan Autofahrerhandschuhe. Er umarmt Tom. Die beiden klopfen gegenseitig ein imaginäres Schnitzel auf ihren Schultern bratfertig und sagen *Alte Socke* zueinander. Kalle blinzelt er zu. Das Gefährt hat vier Reifen, windschnittige Kurven und ist kirschrot.

»Können Sie bitte das Verdeck schließen?«, frage ich. Wer weiß, was mich jenseits der Klinik erwartet.

Robert Trost lächelt freundlich. »Klaro.«

Mit ein paar Handgriffen schließt er das Dach. »Es ist nicht weit«, sagt Tom.

Kalle springt auf die Rückbank, dreht sich zu mir um. Die Sonne blinzelt durch ein Wolkenband. Auf der schmalen Zufahrt trocknen die Tropfen eines Regenschauers. Das Tor steht weit offen. Einzelne Autos rauschen vorbei. Kalle schnurrt. Ich steige ein. Wir rollen durch das Tor auf die Heiligenseestraße. Ich umarme Kalle und schließe die Augen. Der Wagen fährt gemächlich. Als ich einige Minuten später blinzle, biegt er von der Hauptstraße ab.

Wir halten vor einem langgezogenen Flachdachbau mit dunkelrotem Anstrich. Am Eingang des Werks hängt ein Schild. *Trost AG.* Tom sagt: »Ich kenne mich mit der Herstellung von Alkoholika nicht aus, aber hier riecht es intensiv nach Destille.«

»Wir produzieren mit erntefrischen Kirschen in Bio-Qualität aus Berlin und Brandenburg«, sagt Robert Trost und klingt nach Reklame im Doofguck. »Das Geheimrezept für Kirschlikör hüten wir seit sieben Generationen.«

Tom sagt: »Beeindruckend.«

Robert Trost drückt auf seine Fernbedienung. *Sesam öffne dich!* Wir fahren über den Hof, steigen aus und stehen eine Minute später in einem Wohnzimmer mit Schreibtisch.

Kalle bleibt kurz in der Tür stehen und trottet sofort auf die Chaiselongue zu. Das weiße Kleid der Siebenjährigen verschmilzt mit dem Fell der Katze neben ihr. Die drei beäugen sich ein paar Minuten, tauschen ein paar Geräusche, ein paar Streichler und Wedler. Geschmeidig springt Kalle neben das Kind. »Wir sind so weit, Papi.«

Tom bringt seine Kamera in Position.

»Ein Likörchen?«, fragt mich Robert Trost.

Ich zögere. Ich weiß ja nicht, ob der Alkohol und ich uns vertragen. Mein Entdeckerdrang siegt. Wir setzen uns an den runden Tisch. Robert Trost greift nach einer Miniflasche auf dem Tablett in der Mitte, schraubt sie auf.

»Wie niedlich«, sage ich und trinke das Zeug in einem Zug aus.

»Und?«, fragt Robert Trost.

Ich nicke und kläre ihn nicht darüber auf, dass sein

Likörchen keinerlei Reiz auf meine Geschmacksnerven ausübt.

»Noch einen?«

»Klar.«

Er reicht mir das zweite Fläschchen. »Vegan und glutenfrei.«

»Echt?«

»Echt.«

Weg damit.

Robert Trost bietet mir keinen weiteren Likör an. Dabei merke ich noch immer nichts.

Ich will es wissen. »Noch einen, bitte.«

»Lassen Sie es lieber gut sein. Er enthält fünfzig Prozent Alkohol. Zu viel für jemanden, der lange nichts getrunken hat.«

»Guck mal, Papi!«, ruft seine Kleine, und ich sitze die nächsten Minuten allein da. Aufschrauben kann ich selbst, und ehe Tom entdeckt, was ich treibe, stehen vier Fläschchen vor mir.

»Och nee«, sagt er. »Merkst du was?«

Ich überlege, und das geht schneller als sonst – zu schnell. Die Gedanken rasen auf holprigen Pfaden, die zu Serpentinen werden und sich im Kreis drehen. Denken ist irgendwie schwieriger geworden. Ich will aufstehen. Es klappt nicht. »Hui, mir ist schwindelig.«

»Mensch, Robert!«, sagt er zu der *Alten Socke.* »Entschuldigung.«

»Vegan und glutenfrei«, sage ich.

Es ist Morgen. Die Wölfin stöhnt. Kantinenmensch Ingrid mischt ihr etwas Sprudelndes. Lea isst ein paar Bissen.

Später will sie im Zimmer ihre Geldbörse vom Tisch in den Safe legen. Sie greift ins Leere. Lea schaut unter den Tisch. Nichts.

Kalle gibt empörte Katzenlaute von sich. Seine Nase bebt. Sofort will er Witterung aufnehmen. Möchte aber Lea nicht allein lassen. Der Wind schickt eine Brise über den See. Das beeinträchtigt seinen Geruchssinn. Die Wipfel der Bäume neigen sich. Kalle und die Wölfin blinzeln den Vormittag über zusammen auf den Holzbalken des Stegs den schnell wechselnden Wolkenbildern zu.

Cindy watschelt mit Diek über den Rasen an ihnen vorbei. Sie zeigt auf Kalle. Lächelt.

Golos Schritte stören den Frieden. »Warum bist du nicht ordentlich angezogen? Ich will Viertel vor elf da sein. Der frühe Vogel fängt den Wurm.«

»Der frühe Vogel bekommt nur den frühen Wurm, aber die Maus kriegt den zweiten Käse. Ich möchte beides nicht.«

»Was soll das heißen?«

»Ich gehe nicht mit.« Für die Menschen mag sie gleichgültig klingen. Kalle nimmt in ihrer Stimme einen Unterton wahr. Er schmeckt nach galligem Widerwillen.

Golo fragt: »Vermisst du es denn nicht, in einer normalen Wohnung zu wohnen?«

»Wie kann ich etwas vermissen, das ich nicht kenne?«

»Bitte Lea, wir haben das doch besprochen.«

Lea schweigt.

Kalle stellt die Ohren auf.

»Du willst doch mit mir zusammenziehen?«

»Ich weiß es nicht.«

»Ehepaare leben so.«

»Ist mir egal.«

»Wir haben vor Gott geschworen, zueinander zu stehen mit allen Rechten und Pflichten.«

»Gott ist eine Luftblase, und an einen Schwur erinnere ich mich nicht.«

»Glaub mir, wir sind eins mit der höchsten Macht. Niemand kann das ändern.« Er stellt sich vor sie. Verdeckt ihr und Kalle den Blick auf den See. »Täubchen, du bist schwierig.«

»Wenn du mit *schwierig* nicht normal im Sinne der Dudendefinition meinst, ich also nicht der üblichen gesellschaftlichen Norm entspreche oder dem, wie du dir eine Ehefrau vorstellst, ist das keine Beleidigung.«

»Ein anderer Mann hätte deine Faxen längst dicke.«

Kalle schnuppert. Die Luft zwischen ihm und Golo riecht nach Mottenkugeln und orangeroter Wut.

Lea zuckt mit den Schultern.

»Ich weiß wirklich nicht, warum ich dich liebe«, sagt er.

»Liebe – ein Wort mit fünf Buchstaben.«

»Zweifelst du etwa an meinen Gefühlen?«

»Du lachst nie.«

Er schnauft. »Das sagst *du?*«

Lea zieht die Schultern nach oben. Lässt sie wieder fallen.

Kalle steht auf. Streckt sich so lang er kann. Schmiegt sich an ihre Seite. Sie legt eine Hand auf seinen Rücken. Ihr Schopf verschmilzt mit seinem Pelz.

Golo greift nach Leas Armen, erwischt eine Haarsträhne.

Kalle knurrt. Macht einen Buckel.

Golo lässt von ihr ab. Zeigt mit dem Finger auf Kalle. »Und du lässt nur diesen behinderten Fuchs an dich ran. Wie krank ist das denn?«

»Kalle ist körperlich und geistig gesund.«

»Was interessiert mich denn dieses Mistvieh? Ich scheiß auf ihn!«

Der Atem zwischen Golo und Kalle vibriert heiß, dunkel. Mit einem Satz ist Golo hinter Kalle. Mit der einen Hand umfasst Golo Kalles Bauch. Kalle hat ihn nicht kommen sehen. Mit der anderen Hand hält Golo ihm das Maul zu. Kalle windet sich. Will seine Zähne fletschen.

Grrrr!

Er will sich bis auf Golos Knochen durchbeißen. Vergeblich. Er kann sich nicht rühren in diesem Betonrohrfallengriff. Modriger Schilfgeruch brennt in Kalles Nase. Er niest. In seinem Kopf sticht es.

Lea schreit: »Hilfe!«

Plötzlich lässt Golo Kalle frei. Er fliegt durch die Luft. Er fällt, winselt in hohen Tönen. Stürzt kopfüber in den See. *Wasser! Überall Wasser!* Es verätzt sein Gesicht. Ohren, Augen, Rachen füllen sich. Es reißt an seinen Beinen. An seinem Körper. Kalle strampelt. Sein Fell saugt sich voll. Er erstarrt und sinkt auf den Grund. Im Sand findet er keinen Halt. Die Ewigkeit verschlingt ihn.

Tom döst bei geöffneter Balkontür. Sein Kopfkino spielt ihm einen Film auf die Netzhaut. Eine Wespe umschwirrt ihn. Er weicht ihr aus. Sie nähert sich seinem Mund. Er weicht zurück. Sie lässt nicht locker. Er presst die Lippen zusammen, seine Zähne knirschen. Er kann ihr nicht entkommen. Irgendwann muss er seinen Mund öffnen.

Hilfe!

Er kommt zu sich, liegt halb auf dem zusammengeschnurrten Spannbettlaken, halb auf der nackten Matratze.

»Hilfe!«

Der Ruf kommt von draußen. Tom läuft auf den Balkon. Golo steht im See und umklammert Lea. Tom rennt über den Gang aus dem Haus und sprintet zum Wasser hinunter. Lea strampelt mit den Füßen. »Lass mich los!«

Golos Gesicht hat die Farbe eines Feuermelders angenommen.

Tom tritt ihm ins Kreuz. »Schluss jetzt! Was soll das?«

Golo lässt von Lea ab. »Auch noch *der.* Jetzt ist die Knallcharge komplett.«

Der See geht Lea bis zu den Oberschenkeln. »Golo hat Kalle ins Wasser geworfen. Er ertrinkt.«

»Stellt euch nicht so an, alle Säugetiere können schwimmen. Weiß doch jeder«, sagt Golo.

»Kalle nicht!«, schreit Lea.

Tom reißt die Schuhe von seinen Füßen. Er greift nach Leas Arm. »Bleib stehen, ich mach das!«

Der See schlägt Wellen, kalt klatschen sie gegen seine Brust. Er taucht unter. Nichts. Er holt Luft. Taucht noch einmal. Dort unten. Ein regloses Etwas. Er spürt Fell und bekommt Kalle zu fassen. Seine Vorderläufe treten Tom in die Seite.

Als ihre Köpfe die Oberfläche durchbrechen, steht Lea bis zur Hüfte im Wasser. »Kalle!«

Tom dreht sich auf den Rücken, legt Kalle auf seinen Bauch, umfasst seinen Hals mit einem Arm. Kalles Schnauze tanzt über der Oberfläche. »Ruhig, Kleiner.« Sie schwimmen an Land. Golo ist nicht mehr in Sicht. Kalle spuckt eine Ladung Wasser aus, er schüttelt sich und liegt zwischen Lea und Tom.

»Kalle, du stinkst wie ein nasser Fuchs«, sagt Tom.

»So schlimm kann das doch nicht sein«, sagt Lea.

»Schlimmer.«

»Ist das wirklich gerade passiert?«, fragt Lea.

»Hundert Pro. Ich war dabei.«

»Die Pottsau!«

Tom lacht. »Du bist wütend.«

»Ich bin wütend.«

»Du lächelst.«

Tom neigt sich über Kalle hinweg und küsst ihre Lippen. Sie sind kalt. Lea stößt ihn nicht von sich. Nasses Fell kitzelt sein Kinn. Kalle hechelt und gurrt. Tom öffnet die Augen. Ihr Lächeln ist noch da.

»Ich friere« sagt sie.

Sofort ist er auf den Beinen und zieht sie hoch. »Das wird ja immer besser.«

Auch Kalle steht auf und wackelt ein wenig, aber Tom könnte schwören, er grinst. Er geht in die Knie. »Na, Kleiner?« Kalles Zunge leckt quer über Toms Gesicht. Tom wehrt sich lachend. Lea schiebt ihre Hand in seine.

Golo, wenn du noch einmal *Täubchen* zu mir sagst, kotze ich dir deine Zwangsbeglückungsfreundlichkeit aus dem Gesicht!

Ich kichere, und meine Wut fällt in sich zusammen. Kalles Rettung aus dem See hat mich verwandelt. *Der Charakter verändert sich nicht durch das Vergessen.* Nur Golo weiß, wer ich bin. Bald soll ich mit einem Mann zusammenleben, der einen Sanitärhandel hat und bei einer Schlummermutter wohnt; der mir vorgaukelt, dass er meinen Aufenthalt in dieser Klinik bezahlt; der womöglich mit Toms Frau Melody eines Tages die Hochzeit unserer Kinder planen will und der das Wesen umbringen wollte, das mir am meisten bedeutet.

Am Nachmittag verabschieden wir Kurt in der Empfangshalle. Er hat sein Stirnband abgenommen und es um den Hals gelegt. Die Zickzacknarbe verblasst. Sogar Finn ist vorbeigekommen. Die beiden Kerle umarmen sich. Vor dem Eingang röhren achtzehn *Riders on the Storm* mit ihren Motorrädern.

Ich nicke ihm zu. »Tschüss.« Er ist bereits ein Draußenmensch.

Kalle stellt sich auf die Hinterbeine. Kurt nimmt seine Vorderpfoten in die Hände und schüttelt sie. »Mensch, Kumpel, bin ich froh, dass du noch lebst! Mach's gut, und pass auf Lea auf.«

Tom legt sich auf den Boden und schießt Fotos. Auf seiner Kopfhaut sprießen Haare. Seine Glatze war nicht echt. Er hat noch nicht einmal Geheimratsecken.

Wir setzen uns im Halbkreis um Kalle.

Klick. Klick.

Kurt hebt eine Hand. »Tschüss, Gemeinde, bis neulich. Ihr packt das. Und nich vergessen: Meer ist Leben. Leben ist mehr.« Er legt eine Hand auf Maries Bauch.

Klick.

Ich will wegschauen, kann den Blick nicht abwenden. Die Kamera klickt in meinen Ohren.

»Ruf an, wenn der Schnulliputz da ist! Ich möchte ihn kennenlernen. Ernsthaft«, sagt Kurt.

Das Mädchen streckt ihm die Zunge raus.

Klick. Klick.

Er grinst breit und schnappt sich seinen Seesack.

Das war's.

Nach Kurts Abschied gucken Finn, Tom und Lea im Schatten des Sonnenschirms im Liegestuhl über ihre Kaffeebecher hinweg in den Himmel. Zwischen ihnen liegt Kalle und hechelt. Seit Golos Anschlag auf sein Leben hat Finn den Eindruck, dass der Fuchs noch öfter die Nähe der Menschen sucht, die ihn lieben. Keine Wolke versperrt den Blick ins Blau. Die Blätter hängen unbeweglich in den Bäumen. Vor ihnen läuft Badu mit der Qi-Gong-Lehrerin vorbei.

Bei allen Katzengöttern, diese Frau hat den Gang eines Pantherweibchens. Ihre Hände unterstreichen ein Lachen. Sie streift Finn mit einem Blick, winkt kurz. Er grüßt zurück. Niemand hier in der Klinik ist so fröhlich wie sie.

Tom vertieft sich in seine Kamera.

»Mein Portemonnaie ist nicht mehr da. Ich wollte es

nach unserem Besuch bei der *Alten Socke* in den Safe legen. Da war es weg«, sagt Lea.

Finn seufzt. »Verdammt, der Dieb hat auch aus Cindys Safe fünfhundert Euro und eine Goldkette geklaut. Ich habe den Doc noch nie so wütend erlebt.«

Tom schaut auf. »Moment mal! Da war doch etwas. Ich schau mir das mal an.« Mit einem Ruck erhebt er sich von seinem Stuhl. »Das gibt's doch nicht. Schaut euch das an.« Er dreht seine Kamera zu Finn und Lea. »Hinter Marie, auf dem Bild. Man sieht mein Zimmer durch die offenen Vorhänge.«

Die drei schauen auf das Display.

»Diek!«, sagt Lea. »Was macht Cindys Pfleger in Toms Zimmer?«

Finn will sofort Buletten aus dem Dieb machen, aber eine halbe Stunde später sitzen er, Lea und Tom mit dem Pfleger im Büro des Docs. Auf dem Schreibtisch stapeln sich Schmuck, teure Armband- und Taschenuhren.

»Wo ist das Bargeld?«, fragt der Doc.

Hannes Diek zuckt die Schultern. »Keine Ahnung.«

Der Doc spricht überdeutlich: »Sie dürfen sich auf eine Anzeige freuen. Herr Diek, ich bin zwar nicht Ihr direkter Arbeitgeber, aber selbstverständlich ziehen auch wir die Konsequenzen. Ganz abgesehen davon, dass die Familie Tennow nicht duldet, dass Sie ihre Tochter Charlene respektlos behandeln.«

»Charlene«, sagt Lea. Keiner hier hat sie je so genannt.

Hannes Diek knetet seine Hände. Sein Gesicht ist tomatenrot und er stottert. »Ich wollte das doch gar nicht … Er hat mich erpresst, … mir gedroht, ihren Eltern zu sagen, … dass ich sie *Pudding* nenne.«

»Wer?«, fragen Finn, David, Tom und Lea, als hätten sie eine Stimme.

Hannes Diek rückt mit der Wahrheit heraus. Ich begreife sie nicht. Wie konntest du das tun, Golo? Und warum? Und dann wolltest du auch noch Kalle töten! Wer bist du? Was willst du von mir?

David sagt, ich habe einen Schock (sechs Buchstaben).

In der folgenden Nacht träume ich das erste Mal seit meiner neuen Zeitrechnung etwas, das mir nach dem Aufwachen nicht wieder wegrutscht: Ich sehe ein Dorf, ein leeres Ortsschild, Einfamilienhäuser, Menschen ohne Gesichter, ohne Namen. Eine kräftige Hand schiebt mich in einen Raum. Mit einem lauten Knall fällt eine Tür hinter mir zu. Ein Schlüssel dreht sich im Schloss.

Ich wache auf.

Die Nacht ist leer und still. Da ist nur das Hämmern hinter meinen Schläfen. Ich schleppe mich in die Therapieküche, stehe am Herd und frage mich in einer Endlosschleife, warum ich mich nicht erinnern kann. Die Schwärze in meinem Hirn macht mich kirre. Aber ich bin mir sicher: Es gibt einen Menschen, den ich vergessen wollte.

Nach Kalle tritt David über die Türschwelle. »Die Abstände zwischen Ihren Kochschüben werden kürzer«, sagt er.

»Ist das gut oder schlecht?«

»Fabelhaft. Genau wie die Tatsache, dass unser Therapiefuchs angesichts eines erneuten Wassertraumas seinen Appetit nicht verloren hat.«

Die übliche Runde versammelt sich am Tisch. Nur Kutte, der Motorradrider, fehlt uns. Wir sind nicht mehr seine Gemeinde.

Am nächsten Tag taucht Golo nicht auf. David hat ihn angezeigt. Mein Ehemann zwang Diek, uns Patienten zu bestehlen. Er hat Diek Marihuana besorgt, und der Pfleger konnte nicht bezahlen. Wie kommt Golo an Drogen?

Es ist noch nie vorgekommen, dass ich zwei Nächte hintereinander Milchreis koche. Aber es ist auch noch nie vorgekommen, dass ich zwei Nächte hintereinander träume. Tom verschläft. Finn hat heute keinen Einsatz und wahrscheinlich das Licht in unserer Küche nicht gesehen. David taucht erst auf, als Kalles Napf bereits blank ist. »Ich träume und kann mich daran erinnern«, begrüße ich ihn. Er nickt, sieht sehr zufrieden aus und wünscht mir einen erholsamen Schlaf, bevor er wieder geht. Auch sein Teller ist leer geblieben. Frau Greta ist nicht aufgestanden, Pfleger Diek aus bekannten Gründen nicht mehr bei uns. »Dann friere ich das Gedöns eben ein.«

Ich öffne Kalle die Hintertür, doch schwupps ist er unter meinem Kaftan. Vor mir steht Georg Z. Wenn ich koche, macht er normalerweise einen Bogen um die Therapieküche. »Na, Osterbeck, veranstalten Sie mal wieder eine Mitternachtsbreiorgie?«

»*Frau* Osterbeck, wenn ich bitten darf. Wir sind hier nicht auf dem Kasernenhof.«

Seine Nase wackelt. »Reis und Zimt. Ich persönlich stehe da ja nicht so drauf.«

Besser ist es.

»Sagen Sie mal, Frau Osterbeck, hier riecht es so streng.« Er bläht die Nasenlöcher auf. »Nach Wild. Ist das etwa der Fuchs?«

Ich lasse ihn an mir vorbei. Kalle schlüpft aus meinem Kaftan durch die Tür. Ich folge Georg Z. »Ich rieche nichts. Und hier ist kein Fuchs. In der gesamten Klinik gibt es den nicht, Herr Zirkowski.«

Die Härchen in seinen Nasenlöchern wackeln im Takt seines Atems. »Ich könnte schwören …«

»Der Therapiebegleiter in Ausbildung, der zugegebenermaßen einem Fuchs sehr ähnlich sieht, liegt auf meinem Balkon. Das wissen Sie doch.«

Er schaut sich um. »Wo ist denn Ihre Aufsicht? Die ist Vorschrift. So ist das nun mal. Leider. Leider.«

»Dr. Kieselstein ist gerade gegangen.«

»Also, wenn Sie nicht der Liebling meines Onkels wären …«

Marie schlurft durch die Vordertür in die Küche. »Gibt's noch was?« Sie schaut auf Georg Zs mahnenden Zeigefinger, zieht eine Augenbraue nach oben und streckt ihren Bauch, diese reife Melone, nach vorne. »Troll dich, Zirkowski!« Ihre Stimme duldet keine Widerworte. Das Mädchen hat mehr Biss, als ich dachte. Das begreift sogar er. Sein Zeigefinger steht in der Luft. »Aber alles picobello aufräumen, abwischen und das Geschirr in die Spülmaschine stellen.« Er verschwindet.

Ich platziere einen vollen Teller vor Marie, beinahe auf ihren Bauch. Seit Monaten vermeide ich es, mit ihr und der Kugel allein zu sein. Ich habe mir im Doofguck eine Geburt angesehen. Dennoch: Jeden Moment wird diese Melone aufplatzen, und dann weiß ich nicht, was ich tun soll.

Marie guckt mürrisch. »Was?«

Braucht sie Mitgefühl? »Geht es dir gut?«

»So lala. Morgen kommt die Hebamme.«

»Gehst du nicht in eine Spezialklinik?«

»Nee, Frau Greta und die Hebamme. Das passt.«

Drei Tage ohne Golo. In der folgenden Nacht will ich gegen die Wände in meinem Kopf anrennen, sie einreißen. David sagt: »Golo streitet alles ab. Wir haben keine Beweise. Und seine Aussage steht gegen die von Hannes Diek.«

Die Anzeige wegen Diebstahl ist ins Leere gelaufen. Ich bin erschöpft und denke mir Toms Hand herbei, lege meine hinein und schlafe endlich ein.

Der Tag beginnt mit einem Sommergewitter. Es hinterlässt kleine Pfützen auf dem Balkon. Tom sitzt mit anderen Patienten auf der Terrasse unter dem Dach. Man spielt Karten, Dame und löst Kreuzworträtsel. Als die Sonne sich zeigt, jagen zwei einen Federball über den Rasen. Cindy hockt auf einer Bank im Garten, neben ihr sitzen ihre neue Exklusivkrankenschwester und Kalle. Die drei schauen die Luft an. Tom fragt Lea, ob sie Tischtennis kann. Sie schüttelt den Kopf. Tom und Lea spielen

Scrabble mit Marie. Lea starrt den Bauch des Mädchens an, als würde sie eine Weltkugel studieren. Das macht sie irritierend häufig. Hat sie in den letzten zwei Jahren keine Schwangere gesehen? Sie schaut doch fern.

Melodys enthusiastische Schritte und die Art, wie sie ihre Tasche hin- und herschwenkt, weckt Toms Interesse. Ihr Kuss ist weniger enthusiastisch, seit dem Unfall nichts Neues.

»Tom, die Hochzeit war atemberaubend und Giulio ein Gott.«

»Wer ist Giulio?«

»Na, der Fotograf von der Agentur. Hörst du mir denn nicht zu?«

Obwohl er erleichtert ist, dass seine Frau auch ohne ihn glänzt, fühlt er sich ausgemustert. »Entschuldige, auch mein Kurzzeitgedächtnis schwächelt gelegentlich.«

Sie seufzt. »Meine Güte. Und mit albernen ABC-Steinchen soll das besser werden?«

Er steht auf und zieht Melody am Arm in Richtung See. »Du kennst doch Dr. Kieselsteins Strategie.«

»Viel Ruhe, Zuckerkügelchen, infantile Spielchen, Bewegungstherapien für Greise, und dann schauen wir mal?«

»Es ist weit mehr als das. Ich fühle mich wohl hier, und alles andere wird sich finden. Ist doch prima, dass du solange Giulio hast.«

Ihr Gesicht hellt sich auf und verdüstert sich gleich wieder. »Bist du nicht eifersüchtig?«

»Sollte ich?«

»Wie kannst du dich wohlfühlen unter all diesen Verlorenen?«

»Dr. Kieselstein sagt, ich bin nur ein wenig verrückt und werde meinen Platz finden.«

Sie umarmt ihn. »Ich möchte meinen Mann zurück. Vermisst du mich denn nicht?«

»Keine Ahnung. Sieht nicht so aus.«

Ihre Schultern zucken. Grashalme jucken an seinen von der Hitze brennenden Füßen. Er würde sie gern im Wasser kühlen. Seine Hand, die der Holzfigur Pinocchio gehören könnte, liegt auf Melodys Rücken. »Bist du schwanger?«

»Du erinnerst dich an den Unfall?«

Reiß dich zusammen, Junge. Sonst bleibt dir keine Zeit mehr, über dein verschwendetes Leben nachzudenken. Und das willst du doch, oder? Schau sie irritiert an und schüttle den Kopf.

»Ich weiß nicht, woher der Gedanke kommt. Bist du?«

Er studiert ihr Gesicht, findet auf ihrer Stirn keine Falten, die auf Argwohn hinweisen könnten.

»Nein, Tom. Und im Moment bin ich sehr froh darüber.«

Er begleitet sie zum Auto, sein Blick folgt dem Heck, bis es auf die Heiligenseestraße einbiegt. Was ist er doch für ein mieser Verräter! Er schließt die Augen. Maries Kugelbauch taucht vor seinem Innern auf, erinnert ihn an verlorene Wärme. Er seufzt. Kurz bevor er die Scrabble-Runde erreicht, stellt sich ihm Kalle in den Weg und stößt den Schrei eines Raubvogels aus, seine Ohren hängen.

»Na, was ist los?«, fragt Tom.

Kalle schnappt leicht nach seiner Hand und zieht. »Ist ja gut, Kleiner.«

Das Tier läuft voran und bleibt unter Leas Balkon stehen. Golos Stimme dringt zu ihnen herunter. »Ich habe den Mietvertrag für die Wohnung mit Garten unterschrieben.«

»Allein?«

»Du hast dir ja noch nicht einmal eine Wohnung mit mir angeschaut. Außerdem bist du nicht zurechnungsfähig.«

»Aber …«

»Mir ist ein großer Auftrag weggebrochen. Es tut mir leid, aber du musst raus aus der Klinik.«

»Hier ist mein Zuhause.«

»Sei doch endlich mal vernünftig. Hast du gedacht, du könntest ewig in dieser teuren Privatklinik bleiben?«

»Ich weiß es nicht.«

»Das ist ein Teil des Problems. Ich werde die Firma verkaufen und mir einen Job suchen. Deine Flausen kann ich nicht mehr finanzieren. Außerdem geht es dir besser, und eine Rund-um-die-Uhr-Aufsicht ist nicht mehr nötig.«

»Welche Flausen?«

»Wir sind hier nicht bei Wünsch-dir-was. Du musst dich endlich der Realität stellen. Kieselstein bringt dir mit seinem Eso-Quatsch dein Gedächtnis nicht zurück. Alles Humbug ohne Sinn und Verstand. Wenn wir wieder zusammenwohnen, schaffen wir das auch so.«

»Ich weiß zwar nicht, wer ich bin, aber ich weiß, dass du lügst. Das Langzeit-Gedächtnislosen-Programm der Stiftung zahlt für mich.«

Jetzt schweigt Golo.

»Warum belügst du mich?«

»Ich bin dein Ehemann und habe bereits mit Kieselstein gesprochen. Er ist erleichtert. Die Mittel des Fonds reichen nicht unendlich.«

»Nie im Leben. Dr. Kieselstein hat dich doch angezeigt, oder? Warum hast du Hannes Diek gezwungen, uns Patienten zu bestehlen?«

Golos Stimme wird leiser.

Tom hält den Atem an.

»Naives Ding. Musst noch viel lernen. Wir brauchen Geld für eine neue Wohnung, für Möbel, für Hausrat. Du allein bist schuld, dass alles verbrannt ist. Die meisten Angehörigen der Patienten wissen nicht, wohin sie ihr Geld tragen sollen. Und den Gedächtnislosen fehlt es an nichts. Vergiss sie einfach. Darin bist du doch gut.«

»Was hast du mit Drogen zu tun?«

»Was für Drogen?«

»Du hast Hannes Diek Marihuana verkauft.«

»Quatsch, ich habe den nur ein bisschen getriezt, weil er die arme Cindy *Pudding* nennt. Das geht doch nicht. Der Diek hat manchmal Kopfschmerzen. Da kifft er ein bisschen. Von mir hat der das Gras nicht. Die Polizei musste mich gehen lassen. Niemand kann mir etwas nachweisen. Das Bargeld ist verschwunden, den Schmuck hatte Diek.«

»Ich brauche keine neue Wohnung, und du sprichst von meinen Freunden.«

»Entschuldige mal, aber die solltest du nicht ernst nehmen.«

»Nimmst du mich ernst?«

»Dich liebe ich.«

»Was ist mit Kalle?«

»Ein wildes Tier kann nicht in einer Wohnung leben.«

»Er ist zahm. Er vertraut mir. Ich gehe nirgendwohin, bis ich das nicht mit Dr. Kieselstein geklärt habe!«

Das erste Mal, seit Tom Golo kennt, klingt seine Stimme forsch. »Ende der Diskussion. Verdammt noch mal, der Plan war: Du solltest dich ein paar Wochen von deinem Unfall erholen, während ich uns ein neues Leben einrichte, und keine zwei Jahre. *Ich* bin kein Narr. Dieser Monat ist dein letzter hier. Und der Mistfuchs kann meinetwegen in die Grube fahren.«

Golo lässt mich stehen, als wäre ich ein rechtloses Kind. Ich schlage mit der Faust auf mein Kopfkissen und spüre das erste Mal seit Jahren etwas, eine Kraft, die an mir zerrt. Normalos nennen es *Verzweiflung* (zwölf fiese Buchstaben). Der schmale Gedichtband aus der Bibliothek rutscht hervor und fällt offen auf den Boden.

Ich wollte Dich vergessen
Den Film in meinem Kopf
Die Ahnung von Deinem Duft
Mein Sehnen erwürgen
Deine Liebe aus mir reißen
Stück für Stück.

Wie geht Sehnen (sechs Buchstaben)? Wie fühlt sich Sucht (fünf Buchstaben) an? Kommt Sucht von *suchen?* Da ist ein kaum wahrnehmbares Ziehen in meiner Brust, nicht mehr nur leblose Buchstaben. Plötzlich rieche ich den See, das Schilf im Wind, schmecke für den Bruchteil einer Sekunde die sonnenpralle Luft. Dann vergessen Mund, Zunge und Nase erneut, was sie tun sollen.

Nach wem sehne ich mich?

Ich knicke die rechte untere Ecke der Seite des Büchleins ein und fahre mit dem Daumennagel darüber.

Es klopft an meine Tür. Tom und Kalle stehen im Zimmer.

»Noch zehn Tage. Was mache ich denn jetzt?«, frage ich.

»Hast du kein eigenes Geld?«

»Weiß ich nicht.«

»Mein Gott, Lea. Soll ich dir etwas leihen?«

»Nein. Ja. Was wird aus Kalle? Golo kennt seine Herkunft. Er hat vor ein paar Monaten Finn und mich belauscht.«

»Wir gehen zu Dr. Kieselstein.«

Wir laufen den Gang hinunter, Kalle an unserer Seite. Im Erdgeschoss hängen immer noch die Klatschmohnfotos an den Wänden – der Fröhlichkeit (zwölf Buchstaben) wegen. Hand in Hand stürmen wir Davids Zimmer. Er grinst uns unprofessionell über einen Schreibtisch voller Papiere hinweg an. »Na, das ist ja eine Freude.«

»Also, ich erinnere mich nicht nur halb, sondern seit meinem zweiten Tag hier in der Klinik quasi an alles. Es tut mir leid. Kalle hat mich so erschreckt, dass … egal, wir …«

»Langsam, Herr Winkler, das weiß ich doch. Manchmal ist Kalle eben der bessere Therapeut.« Er kniet sich neben ihn und streichelt über seinen Kopf. »Aber jeder sollte hierbleiben dürfen, bis die Welt wieder ein vertrauter Ort ist. Auch wenn es so lange dauert wie bei Ihnen, Frau Osterbeck.« David mustert mich.

In meinem Nacken sammeln sich Schweißtropfen.

David steht auf. »Liebe Frau Osterbeck, ich bewundere Ihren Mut. Sie wollen also den Schritt nach draußen wagen. Aber bedenken Sie bitte: Ihr Ehemann hat sich als unzuverlässig erwiesen. Auch wenn wir ihm den Diebstahl-Auftrag nicht nachweisen konnten, so hat er doch mindestens Kalle mutwillig in Gefahr gebracht.«

Ich renne um den Schreibtisch herum, kann nicht stoppen, pralle gegen David. »Ich will nicht weg!«

Er umfasst meine Schultern. »Beruhigen Sie sich. Nehmen Sie Platz.«

»Kann ich bleiben? Bitte!« Zu meiner Überraschung liegt in meiner Stimme ein Flehen, als ginge es um mein Leben. Es geht um mein Leben, auch, wenn ich nicht weiß, wer ich bin und warum.

Tom greift nach Leas Hand.

David Kieselstein nimmt seine Brille ab und putzt mit dem Hemdsärmel über die Gläser. »Zunächst einmal herzlichen Glückwunsch zu Ihren neu erwachten Gefühlen, Frau Osterbeck! Und jetzt zu den unglücklichen Fakten: Ihr Mann ist Ihr gesetzlicher Betreuer. Er entscheidet über Ihren Aufenthaltsort und über Ihre medizinische Behandlung. Erinnern Sie sich? Sie haben dem ein paar Wochen nach Ihrem Gedächtnisverlust zugestimmt.«

Toms ruckartige Drehung in der Hüfte fegt ein überstehendes Buch vom Regal. Es fällt mit einem Knall zu Boden. »Wie bitte? Sie haben zugelassen, dass Lea entmündigt wurde?«

»Es heißt *Betreuung*. Und ja: Frau Osterbeck ist nicht geschäftsfähig und hat keine sonstigen Angehörigen. Ich habe ihrem Mann vertraut. Jemand musste ihren Arbeitgeber informieren, die Verträge kündigen und die Finanzen ordnen.«

»Läuft die Zuwendung durch das Langzeit-Gedächtnislosen-Programm der Stiftung für Lea tatsächlich aus?«

Kieselstein zieht eine Augenbraue nach oben. »Sicher nicht! Frau Osterbeck, hat Ihr Mann diesen Unsinn erzählt? Er war damals auch nicht gerade begeistert, als wir die Kosten für Ihre Heilung übernehmen wollten. Schon zu diesem Zeitpunkt wünschte er Ihre Ausweisung aus der Klinik. Allerdings hielten wir das für gefährlich, Sie waren noch lange nicht so weit. Sie sind mein bis dato spektakulärster Fall. Außerdem habe ich Sie ins Herz geschlossen. Ihr Mann meint zwar, er habe lange genug auf Sie gewartet, aber er muss unser Vertrauen erst wieder gewinnen, bevor wir Sie zu ihm lassen möchten.«

»Auf keinen Fall ziehe ich mit Golo in eine Wohnung. Irgendetwas stimmt nicht mit ihm.«

»Sie haben Angst? Das ist ja wunderbar! Äh, entschuldigen Sie bitte, ich freue mich über jede Ihrer Gefühlsregungen!«

Lea nickt.

Tom beißt die Zähne zusammen.

»Dann wollen wir mal.« Dr. Kieselstein blättert in seinen Unterlagen. »Gut. Ich kümmere mich so schnell wie möglich beim Betreuungsgericht um eine Aufhebung. Wenn wir Glück haben, dauert das nur ein paar Stunden.«

Kalle steht an seinem Napf in der Küche. Taucht seine Schnauze in frische Brombeeren und eine weiße, weiche Masse. Sie dehnt sich in seinem Maul aus. *Schnurrrr.* Zu spät riecht er die dampfenden Socken des Hygienemenschen. Kalle starrt ihn an. Der Mann zuckt zurück. Hustet. Zeigt mit dem Finger auf Kalle. »Ich wusste, dass so etwas passiert. Der Fuchs hat Tollwut!«

Kalle wetzt an ihm vorbei durch die Kantine auf die Terrasse.

Ingrids Stimme dringt bis nach draußen. »Um Himmels Willen, Georg, beruhige dich. Kalle hat Sahne gefressen. Du solltest dringend auf die Couch. Mach eine Hypnosebehandlung bei deinem Onkel.«

»Ich bin nicht verrückt. Ich bin der einzig Normale in diesem Irrenhaus! Ich weiß, was ich gesehen habe, und es ist mir egal, was ihr alle mir erzählen wollt. Wenn ich den Fuchs erwische!«

»Sahne auf einer Hundeschnauze hast du gesehen, Georg, Sahne.«

Ich will in den See«, sage ich zu Tom. Wir holen unsere Handtücher. Den Badeanzug werfe ich zurück aufs Bett. »Ich möchte wissen, wie sich Wasser auf bloßer Haut anfühlt.«

»Was ist, wenn du die Orientierung verlierst oder gar nichts fühlst?«

Ich lege eine Hand auf seinen Arm. Seine Haut ist fest und warm. »Ich bin keine taube Nuss mehr und gehe nicht allein ins Wasser.«

Er öffnet seinen Mund, sagt aber nichts. Sein Kiefer klappt nach unten.

Ich nehme seine Hand. Wir laufen zum See.

»In Ordnung, Kalle passt auf«, sagt Tom.

Wir ziehen uns aus. Kalle setzt sich neben den Kleiderberg. Wir grinsen, stehen am See und patschen uns mit den Füßen Wasser zu. Eine Schlange kreuzt unsere Bahn. Ihre runden Pupillen starren uns über den Wasserrand hinaus an.

Tom zieht einen Fuß aus dem See.

»Das ist Edgar«, sage ich. »Er wohnt schon länger hier als ich und ist harmlos. Nur Georg Z hält die Ringelnatter für eine giftige Bestie.«

»Ach so, die Hausschlange. Na denn.«

Wir warten, bis sie ins Schilf abtaucht.

Das erste Mal seit zwei Jahren und zwei Monaten spüre ich, wie die Sonne meine Haut erhitzt und der Wind über meinen Körper streift. Mit einem Jubelschrei renne ich ins Wasser. Die Poren meiner Haut ziehen sich vor Kälte zusammen. Ich tauche unter. Gestern war der See fremd, jetzt spielt er mit meinen Haaren, schmiegt sich an meinen Körper, anders als der straffe Stoff eines Badeanzugs: Ein lebendiger Organismus streichelt meine Arme und streift an meinen Beinen entlang. Die Haut an meinen Brustwarzen zieht sich zusammen. Ich schwimme tiefer und messe meine Kraft mit dem Widerstand des Wassers. Druck legt sich auf meine Ohren. Ich greife nach dem Boden und wirble Sand auf.

Tom und ich kommen gleichzeitig zurück an die Oberfläche. Wir prusten und lachen. Ich steuere den Nachbarstrand an.

»Wo willst du hin?«, fragt er.

»Ich möchte wissen, warum die Leute dort drüben den ganzen Tag ohne Kleidung herumlaufen.«

»Es sind Nudisten. Das Wort kommt von *nudus,* lateinisch für *nackt.*«

»Und warum machen die das?«

»Keine Ahnung.«

Wir schwimmen an einer umgestürzten Weide vorbei, steigen zwischen einem überhängenden Stamm und dem Holzsteg aus dem Wasser. Dahinter erstreckt sich ein weitläufiges Rasengrundstück mit alten Erlen. Sand quetscht sich zwischen meine Zehen.

War ich schon einmal mit Fremden nackt?

Zwei Frauen mit Baseballkappe und Sonnenhut spielen Federball. Sie bewegen sich, als würden sie Kleidung tragen. Dann können wir das auch. Wind streift über meine Haut. Warm und zärtlich.

Tom ist neben mir. »Du traust dich was.«

Die Frauen sind tiefgebräunt und mindestens drei Jahrzehnte älter als wir. Baseballkappe senkt ihren Schläger. Der Federball fällt hinter ihr ins Gras. »Hier haben nur Mitglieder Zutritt.«

Ich schaue an ihr herunter. »Du hast doch gar kein Glied.«

Tom sagt: »Entschuldigen Sie bitte, die Damen, wir sind keine Spanner, sondern Gäste in der Privatklinik für Gedächtnislose am Heiligensee, also quasi Ihre Nachbarn. Meine Freundin Lea hat seit Jahren ihr Gedächtnis verloren, entdeckt gerade ihre Sinne neu und möchte gerne wissen, warum Sie nackt sind. Und meine Frau sagt, ich heiße Tom.«

Wir tropfen den Rasen nass.

Sonnenhut lächelt. »Frida und Gudrun. Guten Tag, Lea und Tom. Dann kommen Sie mal. Ja, die Spanner. Alle Nase lang paddeln die mit ihren Booten oder Luftmatratzen hier vorbei und glotzen uns die Haut weg.«

Wir dürfen auf eine der Parkbänke und lassen unsere Beine baumeln.

Tom sagt: »Mein inneres Kind freut sich über das Abenteuer.«

Da kann ich nicht mitreden.

Beide Damen nicken. »Wir sind ein FKK-Verein. Männer und Frauen nennen wir gleichermaßen Mitglieder. Fragen Sie mich bitte nicht, warum«, sagt Frida Sonnenhut. »Hier im Club verzichten wir auf Kleidung. Sie engt uns ein. Wir bewegen uns gern in der Natur, atmen tief durch, frei nach Sebastian Kneipp. In nassen Badeanzügen staut sich die Luft. Wir wollen keine unerwünschten Bakterien auf unseren Schleimhäuten.«

Das verstehe ich. »Über Bakterien, die Schleimhäute krankmachen, habe ich einen Film gesehen. Und das ständige Umziehen ist lästig.«

Gudrun Baseballkappe lacht. »Genau. Die Menschen in unserer modernen Gesellschaft kämpfen mit erstaunlich vielen Tabus. Wir erleben Wasser, Luft, Sonne mit allen fünf Sinnen und entspannen. Wir sind aktiv und kreativ.

»Aha«, sage ich.

Tom klatscht sich auf die Wade und wischt eine blutige Mücke zu Boden. »Fördert es auch das Gedächtnis?«

»Die Natur bewirkt so manches. Haben Sie drüben auch Alzheimer- und Demenzpatienten?«

»Nein. Unser Klinikleiter sagt, die brauchen einen erhöhten Pflegeaufwand, und den kann die Klinik nicht leisten. Er hat nur Gäste.«

»Ah ja.«

Wir bedanken und verabschieden uns.

Tom lächelt mich an. In seinen Augen liegt ein merkwürdiger Glanz, den ich als Hunger identifiziere. Ich verlangsame meinen Schritt und lasse ihn vor mir in den See steigen. Er hat griffige Hinterbacken.

Tom weiß nicht, wann er sich das letzte Mal derart amüsiert hat. Lea verblüfft ihn jede Sekunde aufs Neue. Wer ist diese Frau? Was hat sie in ihrem ersten Leben gemacht? Sagt sie tatsächlich gerade, dass ihr die Tomatensoße schmeckt?

Er und Marie starren Lea an.

Finn, der heute mit ihnen zu Mittag isst, grinst breit. Kann denn diesen Mann nichts aus der Ruhe bringen?

Marie zieht eine Schnute. »Wow, Liebe muss schön sein, wenn ich groß bin, kaufe ich mir auch ein Pfund.«

»Na, na, bist du neidisch, dass Lea nach so langer Zeit wieder etwas schmeckt?«, fragt Finn.

»Und wie.« Marie legt beide Hände um ihren runden Bauch. »Ich möchte endlich wissen, wessen fünfzig Prozent da drinstecken.«

Finn hat noch nie gesehen, dass Lea außer Kalle jemanden angefasst hat. Sie macht erstaunliche Fortschritte in Sachen Sozialkompetenz. Verknallt sich. Tja. Nichts für ihn. Zum Glück sind Badu und er Freigeister.

»Alder, stell dir vor«, tönt es vom Nebentisch. Jakob fuchtelt mit den Händen herum. »Ich will gerade aus dem Zimmer. Da schiebt Georg Kontrolletti mich ins Bad.

Er: Zeigt auf den sauberen Spiegel. ›Dachte ich mir's doch! Alles versifft hier!‹

Ich: ›Da ist doch nix!‹

Er: ›Doch! Zahnpastaspritzer!‹

Ich knipse das Licht aus und sage: ›Bitteschön: Problem gelöst! Und spart auch noch Reinigungsmittel.‹«

Christian schnaubt. »Alder!«

Die Pappnasen und Hygiene-Zirkowski – ein Traumteam. Finn grinst Lea an. Die runzelt die Stirn, und plötzlich lacht sie. Das Lachen bricht aus ihr heraus. Sie hält sich den Bauch und japst nach Luft. Sämtliche Gespräche im Speisesaal ersterben. Alle starren Lea an. Sie schaut sich um. »Wie jetzt? Warum hockt ihr da wie die Grabsteine hinter der Dorfkirche? Ist doch witzig!« Sie lacht wieder, und dann lachen alle.

Finn möchte sie am liebsten in die Arme nehmen und ganz fest an sich drücken.

Tom ist das erste Mal seit Jahren entspannt. Kein Druck, keine Termine. Niemand, der ihm sagt, was er tun oder lassen soll. Lea ist unglaublich. Den Nachmittag und den Abend vergammeln sie mit Kalle am Strand und im Schatten der Trauerweide. Sie schweigen, lesen und spielen Mau-Mau. Sie dösen um die Wette, bis die Sonne bunt im See versinkt.

»Ich bin hungrig«, sagt Lea.

»Willst du Milchreis kochen?«

Kalle blinzelt.

Statt einer Antwort streicht sie Tom über den Arm und betrachtet mit einem Grinsen, wie sich seine Härchen aufstellen.

»Aber doch nicht hier, oder?«

Kalle keckert und trabt davon.

Lea zieht Tom durch die Blätterstränge und schält sich aus ihrem Badeanzug.

»Genau hier.«

»Und wenn Kieselstein seine Abendrunde dreht?«

»Er wird es überleben.«

Tom küsst erst ihre Unterlippe, dann die Oberlippe. Er streicht mit den Fingerkuppen über ihren Rücken und parkt seine Hand auf ihrem Po. Seine Shorts wird eng.

»Weiter!«, sagt Lea.

Er riskiert einen Schlenker zu ihrer Hüfte.

Lea legt sich aufs Moos. »Nicht schlecht für den Anfang.« Tom behält die Hose an. Er folgt ihr und küsst sie. Sein Mund erkundet die Innenseite ihres Schenkels. Sie strampelt mit beiden Beinen. Ihr Knie verpasst ihm einen Kinnhaken. »Autsch, was ist denn jetzt los?«

»Keine Ahnung. Könntest du bitte weitermachen.«

Mein lieber Scholli, das hier ist wie mit seiner ersten Freundin auf dem Rücksitz seines Käfers, bevor ihr Vater gesagt hat: »Komm wieder, wenn du eine Familie ernähren kannst.«

»Moment.« Tom kramt ein flaches Zellophanpäckchen aus seiner Hosentasche und legt es in Reichweite.

»Was ist das?«

»Ein Kondom.«

Lea zieht Tom die Shorts herunter. »Von wegen *Gefühle werden überschätzt.*«

Nein, das hier ist um Längen besser als sein erstes Mal.

Eine Weile später schleichen sie in Leas Zimmer. Kalle bleibt verschwunden. Tom ist in Landschulheimstimmung, betrachtet den breiten Futon und schmeckt Omas Kirschkuchen auf ihren Lippen. Wie verrückt ist das denn? »Ma Chérie.«

Als sich Lea ein zweites Mal von ihm löst, sagt sie: »Das ist leckerer als Milchreis mit Zucker und Zimt.«

Tom fällt vor Lachen vom Futon. Er hat noch nie beim Sex gelacht. Auch sie prustet los und zieht ihn zurück in ihre Arme.

Bevor er einschläft, genießt er ihren Kopf an seiner Schulter, streicht zärtlich über ihre Hand, die sich auf seinem Bauchnabel hebt und senkt. Er amüsiert sich darüber, dass ihr Atem durch seine Brusthaare streicht. Wie und wo hat sie vor ihrem Gedächtnisverlust gelebt? Was waren ihre Sehnsüchte, ihre Hoffnungen, ihre Wahrheit? Vermutlich leben Amnesiepatienten mehr in der Gegenwart als andere Menschen. So manche Philosophie empfiehlt ein Dasein im Hier und Jetzt als selig machend, aber ein Baum, dem die Wurzeln fehlen, kann in dieser Welt schwer bestehen, oder?

Tom denkt an Melody. Bin ich ein schlechter Mensch? Oder will ich einfach nur nicht der sein, den sie in mir sieht? Mit ihr ist die körperliche Liebe eine ernste Sache und – obwohl Religion keine Bedeutung für sie hat – ein Ritual, das ihre Ehe heiligt, das mit keinem geteilt werden darf – nicht einmal in Gedanken. Ja, vielleicht ist er wirklich ein schlechter Mensch.

Nicht länger bin ich nur Kopf, Gedanken, unsichere Worte. Ich bin Haut. Toms Hände, der Seewind, der mich streift. Er zupft an meinem Bauch. Toms Körper ist das Wasser, es schmiegt sich an mich, umfängt mich. Seine Finger sind die Blätterstränge der Trauerweide, sie kitzeln die Innenseite meiner Oberschenkel. Feste Brustwarzen erinnern mich an die Edelstahlknöpfe auf Pfeffermühlen. Zärtlich umfasst das Moos meinen Po. Die Trauerweide raschelt. Ich fröstle in meiner Hitze, atme endlich nicht mehr gleichmäßig. Ich bin Körper, einfach nur Körper und Lust.

Das Maul der Fähe riecht nach Aas. Der Geruch malt in Kalles Kopf Bilder von toten Tieren. Von Essensresten im Müll der Zweibeiner. Er schüttelt sich. Dennoch zieht es ihn zu ihr. Fell an Fell preschen sie durch den Wald. Im Mondlicht wittert er eine Spur lange verblasster Fuchsschatten. Ihre pulsierenden Markierungen zurück in der Zeit erzählen keine freundlichen Geschichten. Sie riechen nach Kampf und Flucht. Nach Blut und Tod. Zweibeiner wärmen sich mit kalten Fuchsfellen.

Trotzdem: Kalle braucht ihre Nähe.

In dieser Nacht wacht er bei Marie. Sie wimmert. Er legt eine Pfote auf ihre Hand.

Am frühen Morgen massiert die Hebamme ihre Füße.

Greta, die Gefährtin des Leitmenschen, kommt ins Zimmer. »Und?«

»Alles normal. Die Abstände zwischen den Wehen werden kürzer«, sagt die Hebamme.

Neun Monate für einen einzigen Welpen.

Plötzlich schreit Marie, als würde sie lebendig ausgeweidet.

Kalle springt auf.

Die zärtliche Greta sagt mit einer Stimme, die keinen Widerspruch duldet: »Kalle, es geht los. Du kannst hier nicht mehr helfen.«

Kalle trottet über den Gang hinüber zu *Haus Zwei.* Es ist heiß. Alle Verbindungstüren und die Fenster stehen offen. Er wittert den heraufziehenden Wind. Bald wird es regnen.

Hinter ihm schreit Marie die Klinik zusammen.

Lea steht mit Tom auf dem Flur, Hand in Hand. Kalle läuft zu ihnen. Golo biegt um die Ecke. Erstarrt. Er riecht nach Feuer. Nach Wut. Nach Milchreis, der aus dem Topf quillt und auf der Herdplatte verbrennt.

Kalle stellt sich vor Lea. Knurrt.

Golo zeigt seine Zähne. Sprüht Speichel auf Toms Brust. Seine Stimme klingt nach dem Elefantenbullen aus dem Tierfilm. »Du Aas benimmst dich seit zwei Jahren wie eine gefühlstaube Nuss. Ich darf dich nicht anrühren, das darf nur der behinderte Fuchs. Und jetzt hältst du Händchen mit diesem Meine-Frau-sagt-ich-heiße-Tom-Pinscher! Es reicht! Pack deinen Kram. Du bleibst keine

Stunde länger in diesem Eso-Puff!« Golos Zähne klacken aufeinander. Seine Nase bebt.

Über den Gang schallt ein lang gezogener Schrei.

»O mein Gott, Marie!« sagt Lea.

Golo hält inne. Die Haare auf seinen Armen stehen.

Leas Körper bebt wie ein verängstigter Hase. Sie weicht zurück in ihr Zimmer. Kalle, Golo, und Tom folgen ihr.

Tom sagt: »Herr Osterbeck, bitte, Ihre Frau braucht diese Klinik. Sie macht endlich Fortschritte.«

»Und die wird sie mit ihrem Ehemann vertiefen. Los jetzt, Lea, sonst passiert was!« Er packt Lea am Arm. Zieht sie zum Schrank.

Tom stellt sich ihm in den Weg. »Es geht hier nicht um Sie. Lea kann umsonst hier wohnen, bis sie sich vollständig erinnert. Das gelingt nur sehr wenigen Menschen mit Totalamnesie. Ihre Frau hat hier eine reelle Chance. Ich appelliere an Ihre Vernunft.«

Golo schiebt Tom zur Seite, reißt die Schranktür auf, wirft Leas Kleidung aufs Bett.

Marie stößt einen weiteren Schrei aus.

Lea legt beide Hände auf ihren Bauch. Verzieht das Gesicht. Als hätte auch sie Schmerzen.

Lea muss hier weg!

Kalle zieht an ihrem Kaftan. Sie reagiert nicht. Er jault.

Golo starrt Tom an. Kneift die Augen zusammen. Seine Brauen bilden eine Linie. »Sie reden plötzlich so schlau daher. Was wird hier gespielt? Ach so: Du bist gar kein Patient, richtig? Du hast dich in die Klapse eingeschlichen, weil du gestörte Frauen flachlegen willst.«

Marie schreit erneut.

So viel Lärm um das Werfen eines einzigen Welpen!

Lea krümmt sich. Ein Wetterleuchten dringt von draußen durch die Balkontür. Es erhellt ihr fahles Gesicht.

Kalle riecht ihre Panik. Er zieht an ihren Fingern. In der Ferne grollt es lange und trocken. Der Himmel über dem See flackert.

Der Wind schlägt die Balkontür zu. Schmerz zieht zornig durch meinen Bauch. Golo faucht Tom an. Kalles Zähne ziehen an meiner Hand. Melody Winkler steht mit geweiteten Augen in der Zimmertür, ihre Lippen bewegen sich. Ich verstehe nicht, was sie sagt.

Marie ist lauter, ihr Schrei füllt meine Ohren, ihre Stimme kriecht in meinen Kopf und erinnert mich an einen Indianerfilm: Ein weißer Mann steht nur noch, weil die Pfeile, die seinen Körper durchbohren, ihn am Marterpfahl festpflocken. Maries Schmerz ist mein Schmerz, es sticht in meinem Bauch. Eine rauchige Stimme in meinem Kopf sagt:

Heute back ich.
Morgen koch ich.
Übermorgen hol ich dein Kind.

Mein Gott, Marie! Ich muss zu ihr. Ich raffe meinen Kaftan, stolpere zwischen den beiden Männern und Melody vorbei auf den Flur.

»Lea, wir gehen zusammen hier raus«, schreit Golo.

Ich renne den Gang hinunter Richtung *Haus Eins.*

Hol ich dein Kind!

Das Echo der Worte vibriert in meiner Brust, als stünde ich in der Nähe eines Lautsprechers.

Kalle ist neben mir.

»Marie!« rufe ich, und wir stehen vor ihrem Bett.

Frau Greta hält ihre Hand. Der Kopf der Hebamme ist zwischen Maries weit gespreizten Beinen verschwunden. Marie wimmert.

»Marie!«

Sie schreit.

Kalle jault.

Frau Greta packt meinen Arm. »Sofort raus! Schaffen Sie den Fuchs hier weg.«

Die Tür knallt hinter uns zu.

Hol ich dein Kind!

Draußen lärmt von ferne ein Martinshorn. Marie und ihr Baby werden sterben, und ich kann nichts tun. Ich ringe nach Luft, laufe über den Gang, mein Unterleib krampft in Wellen. Ich laufe die Treppen hinunter, halte nach der letzten Stufe inne und krümme mich. Kalle leckt meine Füße. Er bellt. Von weitem höre ich Golos Stimme. »Und dich, du Märchenklinik-Zuhälter, krieg ich dran wegen Verletzung der Aufsichtspflicht Schutzbefohlener.«

David sagt etwas.

Kalle knurrt. Speichel läuft aus seinem Maul, sein Fell sträubt sich. Wind rüttelt an der Haustür. Ich ziehe an dem Holzknauf und schrecke unter dem Vordach drei Krähen auf. Sie erheben sich hinauf in dunkle Wolken mit weißen Flecken. Der Himmel grollt und sendet kleine Blitze auf die Erde. Auf dem Weg trete ich auf Blätter und Zweige. Eine Böe reißt an meinen Haaren, bauscht meinen Kaftan auf. Blätter rauschen, Ahornbaumäste knarzen und biegen sich bis zum Boden. Der Papierkorb neben der Parkbank löst sich aus seiner Halterung und kracht vor meine Füße. Ich flüchte durch das schmiedeeiserne Tor, der Asphalt unter meinen bloßen Füßen ist heiß, mein Unterleib brennt. Ich laufe, laufe, laufe.

Hinter mir kreischt Kalle.

Reifen quietschen.

Ich halte mir die Ohren zu, schließe die Augen. Etwas springt mich an, prallt gegen meinen Körper, stößt mich zur Seite. Ich stürze und knalle mit dem Hinterkopf auf die Straße, die Stelle fühlt sich taub an. Gleichzeitig erfasst eine neue Schmerzwelle die Mitte meines Körpers. Flüssigkeit quillt aus meinem Unterleib hinaus, läuft an den Innenseiten meiner Beine hinunter. Vor meinen Augen flimmert es. Der Himmel verfärbt sich schwarz. Wolkenschichten öffnen sich zu einem weißen Bogen. Jemand beugt sich über mich. »Lea, was zum Henker machst du auf der Straße? Ich muss zu einem Einsatz. Himmel, deine Beine sind voll Blut«, sagt Finn.

»Wo ist Kalle?«

»Ganz ruhig. Der Sani ist auf dem Weg.«

»Kalle?«

Ich schaffe es auf die Knie. Drei Meter von mir entfernt liegt ein rotbraunes Fellbündel auf dem Asphalt.

»Nein!«

»Lea, bleib liegen.« Finn rennt zu Kalle. Er hebt ihn hoch. Kalles Kopf hängt nach unten. Er schlackert hin und her, hin und her. Finn legt ihn in meine Arme. Kalles Augen sind geschlossen. Ich presse seinen Körper an meinen. Ich spüre keinen Herzschlag unter dem verschmutzten Fell. Ein Rinnsal Blut fließt aus seinem Maul und sickert in meinen feuchten Kaftan. Mein Hinterkopf pocht, der Schmerz geht in einen Wettstreit mit den Krämpfen im Unterleib. Schwindel erfasst mich und mit ihm ein Strom Worte, der durch meinen Kopf glüht. Wut (drei Buchstaben), Trauer (sechs Buchstaben), Schuld (sechs Buchstaben, Scham (fünf Buchstaben) peitschen in mein Gesicht. Mit ihnen kommen Gedankenfetzen, Bilder und Namen, die zueinander keine Verbindungen haben. Der Himmel reißt auf, Regen prasselt auf den Asphalt, die Straße dampft. In der Ferne erklingt ein Martinshorn, kommt näher. Scheinwerfer blenden mich. Einen kurzen Moment versinke ich im Boden, und mein Körper fühlt sich leicht an, so leicht.

Jemand fasst mich an den Schultern. Jemand berührt meine Beine. Jemand drückt etwas Hartes auf mein Gesicht. Gierig sauge ich Luft in meine Lungen. Seit zwei Jahren, zwei Monaten und wer weiß wie vielen Tagen suche ich nach meiner Wahrheit. Jetzt lauert sie direkt vor mir. Einen Schritt noch, und ich stehe in meiner persönlichen Hölle. Der Boden schwankt. Ich muss die Buchstaben nicht mehr zählen.

Ich. Will. Sterben.

Tief in mir flüstert eine Stimme: Den Tod musst du dir verdienen.

TEIL ZWEI

Zwei Jahre und zwei Monate lang war es
selbstverständlich, dass ich morgens aufwache.
Ich bin zweiundzwanzig. Da stehen die Chancen gut.
Aber in dieser Nacht will ich sterben.

Tag eins

Die Matratze unter meinem Körper ist weicher als mein Futon. Die Wände sind weiß, nicht hellblau. Vor dem Fenster hängen zwei Vorhangschals, sie blähen sich auf.

Ich erinnere mich an Golo, der Tom bedrohte; an Finn, der Kalles leblosen Körper auf meinen Schoß legte; an das Getöse des Martinshorns. Mein Kaftan klebte am Körper.

Mein Name ist tatsächlich Lea Osterbeck.

Wer das ist, weiß ich noch immer nicht.

Jetzt ist der Kaftan weg. Irgendjemand hat mir ein Nachthemd angezogen und an den Seiten mit Bändern zu Schleifchen gebunden.

Ich will das nicht!

Mit höchster Konzentration befehle ich meinen Organen, sie sollen ihre Funktionen einstellen.

Es klappt nicht.

Aus meinem Unterleib sickert langsam und stetig Blut.

Beide Lungenflügel füllen sich weiter mit Luft, mein Herz schlägt in widerlicher Gleichmäßigkeit, hinter meinen Schläfen pocht der Puls. In meinem Zimmer tutet nichts, keine lebenserhaltende Technik lärmt. Neben meinem Bett steht ein Infusionsständer, unaufhörlich tropft es aus einer Flasche in die Vene meines Arms. Ich höre keine Stimmen, kein Husten, keinen fremden Atem. Ich will meinen Kopf drehen, mein Hals blockt. Ich will eine Hand heben, sie bleibt reglos neben meinem Körper liegen. Ich will sprechen, nicht einmal ein Flüstern verlässt meine Lippen.

Was ist das hier für ein verfluchter Bockmist? In welcher Hölle bin ich hier gelandet?

Hallo, hört mich jemand?

Schritte auf dem Gang. Das Klacken einer Tür.

»Mensch, Lea, Dr. Eggersdorf sagt, du bist da, kannst aber nicht reagieren, und das nennt sich *Wachkoma.* Bitte komm zurück!«

Tom! Ich höre dich!

»O mein Gott, das halte ich gerade nicht aus, ich mache mir Vorwürfe. Es tut mir so leid. Ich komme morgen wieder und schaue nach dir.«

Hol mich hier raus!

»Ich komme morgen wieder.«

Bring David an mein Bett!

»Schlaf gut, Chérie.«

Bitte!

Tom geht und mit ihm dieser seltsame Kosename, den ich so viel hübscher finde als das bescheuerte *Täubchen.* Die Nacht senkt sich über mein Bett. Eine Krankenschwester stellt das Kopfteil ein wenig nach oben und lässt mich allein.

Therapeuten haben sich um mich bemüht, Mitpatienten sind zu Freunden geworden. *Ich* müsste tot sein, nicht Kalle, der tapfere kleine Kerl. Und jetzt denkt jeder, ich bin nur noch Gemüse. Ein Gemüse mit retrograder Amnesie. Was für eine Farce! Mein Herz wummert in unregelmäßigen Abständen gegen den Brustkorb. Meine Hände liegen regungslos auf der Bettdecke, im Innern zittern sie. Hinter meiner Stirn kribbelt es.

Dann überrollt mich eine Lawine von Gedanken, in meinem Kopf entstehen massenhaft Bilder, ich höre Stimmen, sie reden durcheinander. Zweiundzwanzig Jahre rauschen durch mich hindurch. Meine Welt ist laut, ich rieche sie, ich schmecke sie, ich spüre sie, alles auf einmal. Wie eine Flipperkugel flitze ich durch mein Leben, mal hierhin, mal dorthin, willkürlichen Erinnerungsschnipseln ausgeliefert. Nichts ist linear, nichts logisch. Ich habe das Gefühl, mein Gehirn verbrennt.

Himmel, ich drehe durch!

Ich muss meinen Kopf klären, die Ereignisse ordnen, Struktur in dieses Chaos bringen. Ich suche in meinem Krankenzimmer nach einem Halt, starre auf die Wand vor mir. Sie ist weiß und unschuldig, eine Leinwand, wie geschaffen für einen Film. Ich kann ihn selbst gestalten. Bild für Bild, Ton für Ton.

Eine leise Stimme in meinem Kopf kenne ich, es ist meine. Sie wird lauter, sie sagt: In diesem Dorf sind nur die Regenwürmer wirklich frei. Vierundzwanzig Häuser, Kneipe, Bolzplatz, ein zugeschütteter Brunnen, Marktplatz – aber kein Markt, keine Kirche, kein Friedhof. Die Leute hier sind einfach gestrickt, die meisten gutmütig. Wenn aber eine von ihnen ihre Grenzen überschreitet, Tabus bricht oder anders tickt als die Gemeinschaft, kann sie von Glück sagen, dass der Dorfpranger aus der Mode gekommen ist. Hier möchte ich nicht einmal tot über einem Zaun hängen.

Ich blinzle.

Ein wolkenloser Himmel steht über einer losen Ansammlung Häuser. In der Mitte der Leinwand entdecke ich einen Punkt. Langsam breitet er sich zu einem Tintenklecks aus. Er nimmt Konturen an, kommt näher, wird zu der Gestalt eines Mädchens. Sie ist siebzehn Jahre alt und zehn Kilo schwerer als ich. Wellige Haare stoßen auf ihre Schultern. Ich schaue in meine dunkelbraunen Augen, ungewöhnlich für eine Rothaarige.

Ich sitze mit meinen Eltern am Abendbrottisch. Das Dach des Hauses hat mein Vater gedeckt. Er ist Meister, und die Firma gehört ihm. Ich denke an ein Kind, das unter der Woche mit seinen drei Freundinnen spielt, mit ihnen und ihren Müttern am Küchentisch sitzt, isst und Hausaufgaben macht; an einen Vater, der auf den Dächern arbeitet, während die Mutter Montag bis Freitag das Büro stemmt. Sonntags pilgert das Dorf geschlossen in die drei Kilometer entfernte Kirche nebst Friedhof. Nach dem Gottesdienst kaufen wir Bier und Süßigkeiten an der Tankstelle. Wir wohnen in malerischen Fachwerkhäusern, pflücken Obst direkt vom Baum. Außer in der Erntezeit genießen wir eine Ruhe, die ich gerne in Flaschen abfüllen und an gestresste Städter verkaufen würde.

Auf der Leinwand hat mein Vater Lachtränen in den Augen. »Stellt euch das mal vor: Die Nonnen werkeln im Garten. Wir verlegen neue Schindeln auf dem Klosterdach. Die Hose des Kollegen passt nicht. Während der Arbeit rutscht sie, und als er mit dem Gürtel an einem Ziegel hängen bleibt, steht er mit blankem Hintern da.«

»Der Mond ist aufgegangen«, singt meine Mutter. Sie kichert. »Morgen kommt der Junge.«

Ich staple die Teller übereinander, stelle die Porzellandose mit dem Zucker- und Zimtgemisch zurück in den Küchenschrank. Oben rechts. »War der Milchreis gut so?«

»Wunderbar, Lea.« Sie strahlen mich an. Egal, was ich

koche, es schmeckt ihnen, aber das ändert nichts an ihrer liebevollen Beharrlichkeit, mit der sie mich auf der Schulbank festnageln.

Auch jetzt sagt Vater: »Trotzdem solltest du das Abitur machen. Bist doch eine Kluge. Dann steht dir die Welt offen.« Er klingt fürsorglich und nimmt einen tiefen Zug aus seiner Camel ohne Filter. Ich lerne nie für Klassenarbeiten, bin eine Zweierschülerin. Am Wochenende schreiben mir meine Eltern nicht vor, wann ich zu Hause sein soll. Ich will sie nicht enttäuschen und verschweige, dass ich für mein Leben gerne mit einer hohen weißen Mütze auf dem Kopf in der Küche eines Restaurants stehen möchte. Seit meinem zwölften Lebensjahr ist das klar wie Hühnersuppe.

Am nächsten Tag komme ich aus der Schule, und der Junge sitzt am Mittagstisch.

Auf meinem Krankenhausbett vor der Leinwand stockt mir der Atem. Am liebsten hätte ich ihn angespuckt. Doch dann machen meine heutigen Gefühle Platz für das, was damals neu und unschuldig war.

Der Sohn meines Vaters ist vor einer Woche neunzehn geworden. Seine Mutter in Berlin hat Rheuma und ist in eine WG für betreutes Wohnen umgesiedelt. Ich reiche dem Schlacks die Hand. »Du hast das Zimmer neben mir im ersten Stock.«

Eine leichte Röte überzieht seine Wangen. »Danke!«

Na, Joe Cool ist der schon mal nicht. Aber alles an ihm finde ich besser als an den Typen in meiner Schule, die angeben, welches Computerspiel, welchen Film oder welche

Mucke sie gerade illegal runterladen, welches Mädchen sie angeblich poppen.

Vor mir steht der schüchterne Neil Perry aus dem Film *Der Club der toten Dichter.* Er entdeckt seine Leidenschaft fürs Theater und spielt den *Puck* in Shakespeares Sommernachtstraum.

Während des Essens tasten wir uns mit Worten und Blicken ab. Puck hat große Ohren, die einen Tick zu weit von seinem hübschen Gesicht abstehen. Seine Haare fallen auf der einen Seite in die Stirn. Er lacht und zeigt meisterproperweiße Zähne. Dieser Junge ist mir fremd, und trotzdem habe ich das Gefühl, als würden wir uns kennen.

In dem Kartoffelauflauf fehlen frische Kräuter, und ich schmecke zu viel Salz. Außer mir merkt das keiner, und mich stört es ausnahmsweise nicht. Mutters Geschmacksnerven sind schlichter ausgebildet als meine. Einen großen Bruder habe ich mir schon immer gewünscht. Und mein Vater bekommt den perfekten Junior für sein Geschäft.

Tag zwei

Tom tritt an Leas Bett. Ihre Lebendigkeit hat nur wenige Tage gewährt. Ist da jemand in deinem Kopf? Erinnerst du dich? Tom fahndet in ihren Augen nach Anzeichen, ob sie ihn wahrnimmt. Die Lider stehen offen, ihre Pupillen irren ab und an herum. Vergeblich sucht er nach ihrem Blick. Ihr Fuchsschopf liegt zu zwei Zöpfen gebändigt neben den leblosen Armen. Lea ist wieder erloschen.

Glück fordert keinen Tribut. Dennoch haben sie ein Durcheinander fabriziert, das in ihrem Zimmer kaum Platz gefunden hat. Der Moment, bevor Lea vor Golo geflohen ist, wird für Tom eine schreckliche Erinnerung bleiben.

»Du Pinscher willst meine hilflose Frau verführen. Dafür wirst du in der Hölle schmoren«, schrie Golo. Tom wich ihm in Richtung der offenen Tür aus und stieß mit seinem Absatz gegen einen anderen Schuh, knickte um und fiel Kieselstein in die Arme.

»Stopp!«, rief der Klinikleiter.

Zu Toms Verwunderung beließ es Golo bei seiner Drohgebärde und ließ sich von Kieselstein auf den Gang schieben.

Außer Tom war nur noch Melody im Raum. Es war Zeit für ein paar Wahrheiten. »Hochzeiten fotografieren langweilt mich zu Tode«, sagte er. Dieses Mal hörte seine Frau ihm mit einer Aufmerksamkeit zu, die er seit Jahren vermisst hatte. Obwohl er darauf gefasst war, dass sie tobte, dass sie weinte oder ihn zumindest anspuckte, war sein Herzschlag ruhiger geworden.

»Du hast mich belogen und betrogen.«

»Tut mir leid, ich konnte nicht anders.«

Tom kehrt in die Gegenwart zurück. Er hat nicht mitbekommen, dass Dr. Kieselstein und ein Mann im Arztkittel den Raum betreten haben. Auf der anderen Bettseite beugt sich der Fremde über Lea. »Guten Tag, Frau Osterbeck, sind Sie bei uns?«

Keine Reaktion.

»Mein Name ist Eggersdorf. Ich bin Komaspezialist. Bei uns sind Sie in fachkundigen Händen.«

Tom will auch etwas tun und sagt: »Chérie, grüß dich. Wie geht es dir?«

Nichts. Ihr Gesicht ist auf eine andere Weise erstarrt als in seinen ersten Tagen in der Amnesieklinik. Ihre Mimik zeigt eine Mischung aus Erstaunen und Desinteresse.

Dr. Eggersdorf sagt: »Ich habe Dr. Kieselstein mitgebracht.«

Der Klinikleiter nimmt ihre Hand. »Hallo, Frau Osterbeck, hören Sie mich?« Auch er kann ihr nicht einmal einen Wimpernschlag entlocken.

Tom seufzt. »Warum hat Lea so heftige Unterleibsblutungen? Bin ich schuld daran?«

»Mein lieber Herr Winkler, bitte machen Sie sich keine Vorwürfe. Sie hat seit über zwei Jahren ihre erste Periode. Das ist eine gesunde Reaktion. Schließlich ist sie eine junge Frau. Was meinst du, Rudolf?«

»Frau Osterbeck hat keine inneren Verletzungen.«

Toms Erleichterung währt nur Sekunden. »Wacht sie wieder auf?«

»Komapatienten befinden sich im Zustand des minimal möglichen Bewusstseins. Wir wissen nicht, ob und wie wir sie erreichen. Wir wenden hier eine spezielle Licht- und Wassertherapie an.«

»Was kann ich tun?«

»Vertrauen Sie auf Ihr Gefühl. Sprechen Sie mit ihr.

Erzählen Sie von Ihrem Alltag. Lesen Sie ihr vor. Holen Sie Leute ans Bett, die sie kennt, die helfen möchten.«

»Erhöht das ihre Heilungschancen?«

»Zeigen und sagen Sie ihr, dass Sie und Ihre Freunde sie lieben. Vielleicht haben wir Glück, und sie braucht nur ein paar Tage Ruhe, damit sie sich erholen kann. Niemand von uns weiß, was diese Frau erlebt und warum sie ihr Gedächtnis verloren hat.«

»Außer ihrem Ehemann«, sagt Kieselstein. »Und dem traue ich nicht mehr über den Weg. Ich hoffe, wir können ihn fernhalten, wenn er wieder auftaucht.«

»Wie lange dauert so ein Wachkoma?«, fragt Tom.

Dr. Eggersdorf zuckt mit den Schultern. »Tage, Monate, Jahre. Heute haben wir ihr zunächst einmal eine Nasensonde gelegt. Nach etwa dreißig Tagen wird sie einen PEG-Zugang über die Bauchdecke direkt in den Magen brauchen. Manchmal geschehen Wunder: Vor vier Jahren hat in diesem Krankenhaus eine Frau nach einem schweren Unfall im Koma ein gesundes Kind zur Welt gebracht. Mitten im Geburtsvorgang ist sie ins Leben zurückgekehrt. Menschen brauchen einen massiven Grund, der sie aufwachen lässt. Will Ihre Lea leben?«

»Ich weiß es nicht.«

Kieselstein nickt. »Davon bin ich überzeugt. Sie hat, seit Herr Winkler bei uns ist, enorme Fortschritte gemacht.«

Na, ob das reicht.

Dr. Eggersdorf und Frau Greta geben sich quasi die Klinke in die Hand. Sie wechseln ein paar Worte. Kieselstein und Tom begrüßt sie ebenso herzlich. Sie holt den Gedichtband aus ihrer Tasche hervor, den Tom unter

Leas Kopfkissen gefunden hat, und tritt ans Bett, legt eine Hand auf Leas Herz und liest:

Bitte schau mich an:
Eine Leinwand ohne Gesicht
Das Herz ein Muskel
Sinne im Schlaf
Ein Hauch im leeren Raum
Heiß und jetzt so kalt.

Tom fröstelt. »Du meine Güte!«

»Nur Mut, Liebes. Sie haben ein starkes Herz. Geben Sie nicht auf«, sagt Frau Greta zu Lea und schaut zu Tom hinüber. Ihre Augen haben jene Blaupigmente, die die alten Ägypter künstlich hergestellt haben, sie kommen normalerweise in der Natur nicht vor. Er erinnert sich an Leas Worte: »Davids Frau ist nicht nur Liebhaberin historischer Romane; sie ist eine weise Frau, eine Hexe, die Gutes im Sinn hat.«

Herrgott, wir brauchen ein Wunder. Hier liegt Leas Kopie, und die kann jederzeit sterben.

Ach, Tom, mach dir keine Sorgen.

David und sein Komaspezialistenfreund sind zwar so hilflos wie Kalle an dem Tag, als Finn ihn aus dem überschwemmten Bau gerettet hat, aber das beunruhigt mich nicht.

Seltsam.

Ich hoffe nur, dass Golo nicht kommt.

Schon gut, Weißkittel, ich weiß, dass du helfen willst. Aber seien wir ehrlich: Alles, was du kannst, ist die Vitalfunktionen kontrollieren und das Gemüse vor dem Verdorren bewahren. Schönen Dank auch für die Sonde in meiner Nase. Jetzt, wo ich endlich wieder schmecken kann, ist Fencheltee ein echtes Highlight.

Doktor Eggersdorf kommt zurück, bringt meinen Oberkörper in eine halbaufrechte Position. Während er die Sonde reinigt, Borken zutage fördert und mit feuchten Wattestäbchen an meinen inneren Nasenwänden entlangfährt, erklärt er mir meinen künftigen Speiseplan. »Wir verabreichen Ihnen hochkalorische Nährlösungen: Vanille, Erdbeere, Schokolade. Im Wechsel mit Tee.«

Ich habe Hunger auf ein paniertes Kalbsschnitzel mit warmem Kartoffelsalat und Gurken.

Draußen in der Dunkelheit heult ein Fuchs. Ich denke an Kalle und würde gerne weinen. Irgendwo tropft ein Wasserhahn. Haben Krankenzimmer, in denen Komapatienten vor sich hinvegetieren, überhaupt ein Bad oder zumindest ein Waschbecken? Vielleicht bilde ich mir dieses stetige Tropfen nur ein. Oder ich träume. Meine Augen sind trocken und schmerzen.

»Warum wirst du nicht Köchin?«, fragt Puck in der nächsten Nacht die Siebzehnjährige auf der Leinwand vor meinem Bett. Wir sitzen im Garten. Der Junge schiebt sich meine selbstgemachte Pizza zwischen die Zähne. Ich sperre den Mund auf. Er ist drei Tage hier und begreift bereits, wovon ich träume.

»Eine Köchin mit Abitur?«, fragt unser Vater.

Puck zuckt mit den Schultern. »Und wenn schon. Vielleicht möchte Lea ja Französisch kochen und Sterne sammeln.«

Wenn ich jetzt nicht damit rausrücke, platze ich. »Woher weißt du, dass ich genau das will?«

Die Augen meiner Mutter werden groß. »Wolltest du nicht studieren, Lea?«

»Lieber möchte ich kochen.«

Vater ist subtiler. »Kochen kannst du immer. Glaub mir, wenn du jetzt die Schule schmeißt, bereust du das irgendwann. Es ist doch nur noch ein Jahr.«

Ich sehe mir dabei zu, wie ich das Gesicht verziehe und »Na gut« sage.

Mutter nickt.

Vater drückt die aufgerauchte Zigarette im Aschenbecher aus und greift nach Mutters Hand. »Schön.« Meine Eltern berühren sich selten, wenn ich dabei bin. Was sie tun oder nicht tun, wenn sie allein sind, bleibt im Dunkeln. Auf der Terrasse ist es still. Neben mir schluckt Puck das letzte Stück Pizza herunter.

Einen Monat später bestehen meine drei Freundinnen das Abitur. Ich bin mit ihnen aufgewachsen, und wir haben dieselbe Schule in der nächstgrößeren Kleinstadt besucht. In der ersten Ferienwoche feiern wir Abschied. Sie gründen in München eine WG und werden studieren. Das vierte Zimmer ist in einem Jahr für mich reserviert.

Meine Freundinnen lassen mich in einem Dorf zurück, das einer dünnbesiedelten Insel gleicht. Besonders Brit fehlt mir. Wir skypen. Ich erzähle, dass ich Menschen mit meiner Kochleidenschaft glücklich machen möchte. Sie wirft mir ihren in unserem Dorf berüchtigten Dramablick zu. Ihre Puppenaugen sind weit geöffnet, wie die von Scarlett O'Hara, als ihre geliebte Baumwollplantage vom Wind verweht wird. Meine beste Freundin steht auf Theater. Ich würde am liebsten den Computer umarmen, mein Gesicht an den Bildschirm pressen und losheulen. Stattdessen lache ich. Brit ist zu weit weg, ich kann das Vertrauen zwischen uns nicht mehr spüren, unsere gemeinsame Welt hat sich aufgelöst. Was Puck und ich tun, kann ich nicht einmal ihr erzählen. Ein paar Mal treffe ich mich mit Mädchen meiner Jahrgangsstufe im Kino. Alle Gespräche bleiben an Äußerlichkeiten hängen. Sie ziehen mich mit meiner Kochleidenschaft auf, nennen mich Suppen-Trulla.

Nach einer Sommernacht mit bräsiger Luft im Schlafzimmer lockt mich um fünf Uhr früh der penetrante Geruch nach Gartenabfällen aus Tomaten, verbrannten Teeblättern, Tabak und Eukalyptus aus dem Bett. Hinter dem Haus färbt die Sonne den Himmel ein. Um meine nackten Beine weht ein sanfter Wind. Vor der Scheune sitzt Puck auf der verwitterten Holzbank. Zwischen Daumen- und Zeigefingerspitze hält er eine dicke Selbstgedrehte in Form einer Tüte. »Ich vermisse Mama.«

Eine Schnecke schiebt ihr Haus zwischen uns über die plattgestampfte Erde.

»Du hast sie lange nicht in ihrer WG besucht«, sage ich.

Die Schultern nach vorne gebeugt, starrt er an mir vorbei. Er blinzelt nicht. »Das letzte Mal saß sie im Rollstuhl.

Winzig. Und alt. Erzählt, sie tanzt in der *Bayerischen Staatsoper* den *Sterbenden Schwan.* Versteht du? Sie bekommt Pillen. Ich wusste nicht, dass Rheuma einen Menschen derart zerstören kann.«

»Fahr zu ihr. Sie freut sich bestimmt.«

Mit einem Streichholz steckt Puck die Tüte an. Sie qualmt wie ein Lagerfeuer. Er nimmt einen tiefen Zug. Für mich unvorstellbar lange hält er den Rauch in der Lunge. Endlich stößt er ihn durch die Nasenlöcher aus. Die taufeuchte Luft um ihn herum schmeckt nach süßem Pfeffer. Seine Pupillen weiten sich, mitten im Weiß ein blutiger Punkt. »Sie gruselt mich.«

»Oh.«

Er spitzt seine Lippen, zieht noch mal. Seine Brust plustert sich auf. Er grinst so breit wie das Scheunentor. »Guck mal, der Himmel hängt voller Erdbeeren mit Ananas-Mus. Das würde ihr gefallen.« Er kichert. »Setz dich doch.«

»Im Moment nicht.« Der Himmel verwäscht in ein bleiches Blau. Regen nieselt in mein Gesicht. Die Schnecke zwischen uns zieht sich in Zeitlupe in ihr Haus zurück. Ich schlinge die Arme um meinen Oberkörper.

Puck hält mir den Joint hin. »Hier, nimm einen Zug. Dann wird dir warm. Saugeiles Gras.«

»Drogen sind nicht wirklich mein Ding.«

»Das Zeug ist astrein, im Dorf angebaut.« Er wischt Tautropfen von der Bank.

Ich schüttle den Kopf.

»Komm schon, sogar Pfarrer Fröhlich raucht zur Entspannung ab und an ein Tütchen.«

»Du spinnst!«

»Wenn ich es dir sage.«

Widerwillig greife ich nach dem Joint und stecke das dünne Ende zwischen meine Lippen.

»Kräftig ziehen, sonst geht das Ding aus.«

Bitterer Rauch füllt meinen Mund, drängt sich dick in den Rachen, beißt meine Nase empor. Ich spucke den Joint mitsamt einer Ladung Rotz auf den Boden und huste. Meine Hände zittern. »Ich kann das nicht … und ich will das auch nicht!«

Puck lacht. »Ist ja gut. Du musst halt noch viel lernen.«

Tage später hätte ich meiner Freundin Brit gern erzählt, dass ich die Abende und Wochenenden mit ihm verbringe. Puck findet bei der Dorfjugend keinen Anschluss. Während er sich in der Dachdeckerfirma unseres Vaters einrichtet, reden die Jungs in seinem Alter bloß davon, dass sie so schnell wie möglich aus dem Kuhkaff wegwollen. Tatsächlich folgt einer nach dem anderen meinen drei Freundinnen nach München oder zieht in eine andere Stadt. Die Jüngeren sind aufgestachelt, tun großspurig, planen ihren Exodus.

Puck und ich hören Musik, gehen in die Kneipe zum Billard, spielen im Anbau des Elternhauses Tischtennis. Überall lobt er meine Kochkünste.

Und dann sitzen wir auf dem Sofa in seinem Zimmer. Das Fenster steht offen. Aus dem Wohnzimmer unter uns dringt der Abgesang des Tatorts. Auf dem Plattenteller liegt *Stairway to Heaven.* Pucks Haut dampft vor Wärme. Die Sonne hat sein Haar und den Vollbart gebleicht. Sein Gesicht und die Arme sind gebräunt. Seine nackten Füße spielen mit meinen Zehen. Ein Prickeln stiehlt sich an meinen Beinen entlang nach oben. Sein Gesicht kommt näher. Sein Mund kommt näher. Seine Zunge streift über meine Lippen. Er flüstert: »Ich liebe dich.«

Ich rücke von ihm ab, springe vom Sofa, lasse die Zimmertür hinter mir weit offen und renne die Treppe hinunter. Unser Vater kommt aus dem Wohnzimmer. Ich laufe an ihm vorbei in den Garten. Nur mein Atem durchbricht die Ruhe. An der Grenze zum Maisfeld presse ich beide Hände gegen meine Brust, über mir verdüstern nachtschwarze Wolken die Mondsichel.

Tag drei

Hallo, Chérie, ich soll dich von Melody grüßen.« Tom sucht nach Veränderungen.

Hebt Lea eine Augenbraue? Zuckt ein Finger? Flattern die Lider?

Ihre Vitaldaten sind laut Dr. Eggersdorf zufriedenstellend, aber sie liegt in diesem Funktionsbett – eine schlaffe Spielzeugpuppe mit einem festgefrorenen Ausdruck auf dem Gesicht, die Augen eingesunken, jeder kann sie aus dem Zimmer rollen. Tom nimmt ihre Hand und legt sie in seine. Sie fühlt sich trocken an, lauwarm und ohne Leben.

»Nun, das war gelogen. Wir reden nicht miteinander. Ich bin nicht mehr in der Klinik, sondern wohne jetzt in einer kleinen Pension bei einem Ehepaar. Sie haben einen Hund, einen Pinscher. Nun, ich weiß noch nicht, was ich mit meinem Leben mache, aber ich brauche Abstand von Melody. Endlich weg von dem Hochzeitstralala. Was für ein Segen! Marie hat übrigens einen gesunden Jungen: Justus. Ihre Eltern sind begeistert.«

Tom zieht an Leas Fingern. Er massiert jeden einzeln und legt sie zurück neben den Körper. »Du fehlst mir.« Er nimmt die andere Hand. Die Bettdecke hebt und senkt sich im Takt des Schweigens.

»Ach so, ich habe dir ein Buch mitgebracht. Also, wenn du dich fragst, wer sich hinter dem Pseudonym *einzlkind* versteckt: Das weiß keiner. Gerüchte sagen, es ist ein renommierter Verleger. Toller PR-Gag, oder? Darum geht es in dem Roman: Harold, neunundvierzig, arbeitsloser Wurstverkäufer, lebt in London und bringt sich gerne um. Der elfjährige hochbegabte Klugscheißer Melvin, der seinen Vater sucht, bringt Bewegung in sein Leben.« Er hüstelt. Vorlesen kostete ihn schon in der Schule Überwindung, und er weiß nicht einmal, ob hier jemand zuhört. Er hüstelt noch einmal. »Harold glaubte, nach Mutters Tod erbe er die Villa und erhänge sich zweimal in der Woche in der Vorhalle. Weiter hat er nie gedacht.« Toms Stimme stockt nach den ersten Sätzen. Sie klingt erst schüchtern, allmählich wird sie fester, und er stellt sich vor, Lea grinst breit. Er liest, bis das Zimmer so dunkel ist, dass er die Buchstaben nicht mehr erkennen kann.

Tom verlässt das Zimmer. Meine Zunge klebt am Gaumen wie ein Klettverschluss. Eine Mücke umschwirrt meinen Kopf, summt mir ins Ohr, dreht ein paar

Runden und lässt sich auf meiner Nasenspitze nieder. Ihre Fühler kitzeln. Ich habe Mordgedanken. Nach einer gefühlten Ewigkeit kommt die Krankenschwester, klatscht die Mücke zu Brei und befeuchtet meinen Mund. Ich lechze nach dem Schwämmchen. Würde sie mir doch öfter als alle zwei, drei Stunden den Mund auswischen! Durch die geöffnete Zimmertür klingen Schritte auf dem Flur, Geschirrgeklapper. Der Abendessenwagen rollt ohne Halt an mir vorbei. Nichts überdeckt den inzwischen penetrant gewordenen Vanillegeruch der Nährlösung.

Bis erneut Bilder auf die Leinwand fließen. Ich bin dankbar für die Ablenkung und atme den Duft nach frisch gebohnertem Holzfußboden, Bohnensuppe und Heuernte ein, auch wenn Vanille als Basisnote in meiner Nase hängen bleibt. Den Klang meiner eigenen Stimme spüre ich tief in der Brust.

Puck ist nicht beleidigt. Seine Augenbrauen ziehen sich zusammen, und ich kann sein trauriges Seehundgesicht und seinen Körper in den nächsten Wochen nur mit Mühe auf Abstand halten. »Bist du irre, wenn hier irgendjemand spitzkriegt, was du von mir willst, landest du am Dorfpranger.« Ich kichere verlegen.

Er lacht nicht. Überhaupt: Wenn Puck nicht kifft, hat unsere Katze mehr Humor in ihren Pfoten als mein Halbbruder. Dafür ist er so geduldig, so liebevoll im Umgang mit anderen Menschen, so anders als die Burschen in unserem Dorf. Wenn ich es nicht besser wüsste, würde ich denken, er ist schwul. Er schenkt mir einen schwarzen Kimono mit pinkfarbenen Orchideen. Der glänzende

Stoff duftet nach dieser Blumenkönigin. Puck bestärkt mich nicht nur in dem Gedanken, dass ich nach dem Abi eine Lehre als Köchin machen soll, wir fahnden zusammen heimlich in den Zeitungen nach Ausbildungsplätzen. Den Eltern erzählen wir, wir führen nach München ins Kino, und sehen uns stattdessen Restaurants und Hotels an.

So viele Möglichkeiten.

Ich habe endlich jemanden an meiner Seite, der mir zuhört, der mich sieht, dem meine Träume gefallen. Zum ersten Mal nimmt jemand diesen Plan ernst. Sogar Brit hat bei unserer letzten Skype-Unterhaltung gesagt: »Köchin, dein Ernst? Das machen doch nur Frauen, die das Dienen erfunden haben.«

Mitten auf der Straße umarme ich Puck plötzlich. Er zieht mich an sich, küsst mich, wie ein Bruder seine Schwester nicht küssen sollte. Seine Haut riecht nach Sonne, nach dem Abrieb von Ziegelsteinen, nach scharfem Senf. Seine Hände verfangen sich in meinem Haar. Ich will, dass seine Zunge meinen Mund erkundet. Ich verdränge, dass wir denselben Vater haben.

Was kann falsch sein an einem Kuss, der dich zehn Zentimeter über dem Boden schweben lässt?

Nur ein einziger Kuss.

Tag vier

Jeden Morgen, ehe Finn auf den Hundetrainingsplatz geht, besucht er Lea, bevor Tom auftaucht. Die Krankenschwester hat sie gerade gewaschen.

»Ist sie wach?«

»Ich glaube, ja. Es ist schön, dass Frau Osterbeck so viele Freunde hat.« Sie schenkt Finn ein Lächeln, nimmt die Nierenschale und geht.

Er legt Lea eine Hand auf die Stirn. »Hey, als wir uns das letzte Mal gesehen haben, hast du um Klassen mieser ausgesehen. Du packst das. Klar, es schafft auch mich, dass Kalle in der Klinik keine Patienten mehr aufweckt. Schließlich waren wir beide irgendwie seine Eltern.«

Finn streichelt ihren Arm. »Tja, dann wollen wir mal verhindern, dass sich deine Muskeln verabschieden.« Er schiebt die Bettdecke zur Seite, legt ihren linken Fuß auf seine Brust, umfasst ihn, dehnt das Knie sanft gegen ihre Brust. »Du kennst doch Badu, die Trommeltherapeutin. Eine Wahnsinnsfrau! Ich glaube, da geht was. Auf dem Klinikgelände schleicht ein scheuer Fuchs herum. Vielleicht ein Kumpel von Kalle, der ihn sucht, oder eine Fähe.«

Er wechselt über zu Leas rechtem Bein. »Okay, das Wichtigste ist, dass du nicht aufgibst, hörst du? Wenn du wach bist, rudern wir beide bis Nieder Neuendorf. Da zeige ich dir, warum der Heiligensee arschkalt ist. Wir alle vermissen dich.«

Am Abend bin ich müde und kann den Bildern auf der Leinwand nur kurz folgen.

Egal, wo Puck und ich hingehen, jeder denkt, wir sind ein Paar. Nur in unserem Dorf, in unserem Haus, geben wir das Geschwisterspiel. Vater freut sich darüber, wie gut wir uns verstehen. Unsere Kinder. Mutter zieht hin und wieder eine Augenbraue nach oben und sieht Puck lange an. Ahnt sie, dass wir mehr füreinander empfinden, als es sich für Geschwister gehört? Warum sagt sie dann nichts?

Ich bin sicher, wir haben das im Griff. Alles bleibt so, wie es jetzt ist. Okay, wir haben ein wenig die Grenze überschritten, aber so ein Kuss kann doch als Übung für den Ernstfall durchgehen, oder? Wir verlieben uns beide demnächst in jemanden außerhalb der Familie. In einem Jahr gehe ich nach München. Experimentieren nicht alle Geschwister miteinander? Das gehört zum Erwachsenwerden dazu. Oder?

Tag fünf

Möchtest du sie zuerst begrüßen?«, fragt Tom Kurt.

Der Althippie nickt, setzt sich auf die Bettkante und streicht sich über den Bart. »Hi. Long time no see. Die Riders … also … meine Gemeinde ist auf'm Weg zu 'nem Motorradtreffen. Und da sagen die: Kutte, schau doch mal auf einen Sprung rein und sag Hi zu Lea und grüß sie von uns. Wenn du hier rauskommst … wir gehen da jetzt einfach von aus … du hast doch Mumm in den

Knochen, das wissen wir beide, wa …? Ja, dann machen wir mit dir 'ne Tour an die Ostsee. Meer ist Leben. Leben ist mehr, sag ich … weeste ja. Versprich mir, dass wir das machen.« Er streift Lea mit einem Fingerknochen über die Wange. »Bist ein taffes Mädchen. Okay, das nächste Mal bring ick dir Mucke mit. Dann ist Schluss mit pennen. Bis denne.«

Er legt Tom eine Hand auf die Schulter. Sie wiegt eine Tonne. »Mach's gut, Atze. Bis die Tage. Halt die Ohren steif.«

Tom streicht Lea eine Haarsträhne aus dem Gesicht. »Grüß dich, Chérie. Ich hoffe, die Fußmassage hat dir gutgetan. Bei mir ist alles in Ordnung. Melody kommt prima klar mit Giulio.« Er nimmt das Buch vom Nachttisch. »Harold ist ebenfalls da. Willst du wissen, wie es weitergeht?« Tom setzt sich auf den Stuhl vors Bett und beginnt mit der Szene, in der Harold mit drei alten Damen Bridge spielt. Einmal lacht er laut auf. Der Dialog ist zu komisch.

Er hält inne und betrachtet Leas Gesicht. Trotz der täglichen Übungen hat ihre Haut jegliche Farbe verloren. Das hier ist nicht richtig. Sie sollten zusammen lachen. Tom seufzt laut. Ihm wäre todlangweilig, wenn er da liegen müsste wie ein welker Salat.

Lea braucht Abwechslung, ein wenig Spaß. Ihr Gehirn braucht Reize. »Weißt du, *Harold* ist mein Lieblingsroman. Wenn ich darin lese, stelle ich mir vor, der Autor hat ihn mit einem Füller geschrieben. Ich höre, wie die Feder über das Papier kratzt. Ich mag dieses Geräusch. Manchmal denke ich, ich lebe im falschen Jahrhundert. Habe ich dir erzählt, dass ich meinen Computer nur für die Bearbeitung und Archivierung der Fotos nutze? Ich schreibe keine E-Mails und habe kein Twitter-Konto. Verrückt für mein Alter, nicht wahr? Dir würde ich gerne eine E-Mail schreiben, wenn ich wüsste, dass sie dich erreicht. Wo bist du, Lea? Das hier ist so surreal.«

Die beiden Jungs rühren mich. Sie sitzen am Bett einer verwelkenden Kartoffel und wollen mich aufmuntern, obwohl ihnen zum Heulen ist. Die *Riders* und ich zusammen auf dem Motorrad an die Ostsee? Coole Idee. Ich arbeite dran.

Schade, dass Kalle mich nicht besuchen kann. Es wäre schön, seine Pelzpfote an meiner Hand, und vielleicht hätte er es geschafft, mich aufzuwecken, wer weiß? Du hast dein Leben für mich gegeben, kleiner Freund. So ein Mut. Ich danke dir für deine Liebe.

Am Abend habe ich wieder ein Date mit Puck. Ich kann nicht mehr widerstehen. Er hat so viel Verständnis für mich und meinen Kochtraum. Er fühlt mit mir. Er ist sanft. Ich spüre nur ein leichtes Ziehen im Unterleib. Lachhaft für das erste Mal. Meine Freundinnen haben mir da ganz andere Geschichten erzählt. Er küsst meinen Bauch. »Jetzt kommen wir beide an den Dorfpranger.« Ich suche in seinem Gesicht nach einem verschmitzten Grinsen, aber da ist nur diese unerschütterliche Ernsthaftigkeit, die mir Angst macht. Puck ist definitiv nicht schwul. Und ich kann mir nicht mehr vormachen, dass wir harmlose Doktorspiele treiben.

Herrgott nochmal, das hier ist mein Bruder!

In den nächsten Wochen fühle ich mich gleichsam angezogen und abgestoßen von ihm, mehr noch von unserem unkontrollierten Hunger. Besonders Puck kann seine Gier kaum verbergen. Er arbeitet Tag für Tag Seite an Seite mit unserem Vater auf dem Dach. Mutter sitzt im Büro der Firma. Das Auftragsbuch ist voll. Ich gehe mit bravem Widerwillen in die Schule, abends koche ich. In der Nacht steigt mein Halbbruder in mein Bett. Bei Tisch sehen die drei aus, als wären wir eine glückliche Familie. In meinem Inneren werden die Risse breiter. Jeden Morgen beim Frühstück frage ich mich: Sind unsere Eltern blind und taub? Wissen sie es? Billigen sie es? Sind wir moralisch verkommen? Viele andere Länder betrachten Inzest nicht als Katastrophe. In Deutschland können wir dafür in den Knast einfahren. Auch Anstiftung und Beihilfe sind strafbar. Andererseits habe ich im Internet kein einziges erwachsenes Geschwisterpaar gefunden, das in den letzten Jahren nach Paragraf 173 des Strafgesetzbuches verurteilt wurde, weil es einvernehmlich Sex hatte. Schon vor Jahren empfahl der deutsche Ethikrat in diesem Fall Straffreiheit. Puck ist neunzehn, aber ich bin erst siebzehn. Ein Glück, dass Brit nicht hier ist. Ich hätte über ihren Dramablick nicht lachen können.

Das Bild des Mädchens mit den weit aufgerissenen Augen auf der Leinwand verblasst. Eine Schamhitzewelle schwappt durch meinen Körper.

Was tun wir hier bloß?

Tag sechs

Finn legt ein Stoffsäckchen mit Zimtstangen auf Leas Brust. Die Ärzte messen regelmäßig Leas Gehirnaktivitäten. Herzfrequenz, Temperatur, Blut- und Hirndruck, Blutzucker, Puls und alles andere bewegen sich innerhalb der Standardwerte. Dr. Eggersdorf sagt: »Wahrscheinlich träumt sie, einen Gehirnschaden können wir nicht feststellen.«

Lea reagiert nicht.

Verflixte Hacke!

Finn rülpst hinter vorgehaltener Hand. Wie soll er sie erreichen, wenn nicht einmal ihr Lieblingsduft ihren Atem verändert? Er will sie nicht auch noch verlieren.

Hoffentlich hält Tom durch. Aber allein kann er das auf keinen Fall wuppen. Wir alle müssen etwas tun. Unsere Kräfte bündeln und Lea gemeinsam ins Leben zurücklotsen.

Das Piepen hört Tom bereits auf dem Gang. Lea ist an kein Beatmungsgerät angeschlossen. Trotzdem reißt er die Tür zu ihrem Zimmer auf. Während ihn das durchdringende Geräusch martert, liegt Lea unverändert da. Er hält sich die Ohren zu, schaut sich hektisch um. An der Decke blinkt ein Rauchmelder. Er rennt zum Schwesternzimmer. »Die Batterie ist leer! Haben Sie eine Leiter?«

Nachdem es wieder still geworden ist, lässt er sich erschöpft auf einen Stuhl fallen. Lea sieht grotesk aus mit der Nasensonde. Der Vanillegestank strömt mittlerweile aus jeder Pore ihrer Haut. Er steigt aus der Bettwäsche und beißt sich vermutlich in den Raufasertapeten fest. Erschöpft flüchtet Tom in das Buch. Er liest, bis Frau Greta das Krankenzimmer betritt. Sie reicht ihm ihre kleine Hand. Der Druck ist erstaunlich fest. »Guten Tag, Herr Winkler, ich freue mich, Sie zu sehen. Frau Osterbeck kann jede Hilfe gebrauchen.«

Er unterdrückt ein Seufzen. Alle sagen das zu ihm. Die Enge der letzten Jahre, die Tom kaum losgeworden war, kehrt zurück. Er ist dieser Verantwortung nicht gewachsen. Er will sie nicht. Die Frau des Klinikleiters soll laut der Gerüchte, die in der Klinik umgehen, Zugang zu höheren Sphären haben. Ihm erschließt sich die Bedeutung dessen nicht.

Unter anderem arbeitet sie mit homöopathischen Mittelchen. So ein Unsinn! Ein Tropfen Wirkstoff in einem Meer von Wasser – was bitte soll das bringen?

Sie betrachtet Lea minutenlang, tastet ihr Gesicht, die Schläfen, den Hals, die Hände und die Füße ab. »Liebes, haben Sie keine Angst. Ich sehe, was ich in Absprache mit meinem Mann und Dr. Eggersdorf für Sie tun kann.«

Der Zimtduft, der aus dem Säckchen auf meiner Brust in meine Nase steigt, lässt mich schwindelig werden. Eine diffuse Sehnsucht erfasst mich: nach Leben, nach Liebe, nach meiner Familie, nach meinen Freunden in der Klinik, nach Kalle. Ich kann kaum zuhören, nicht mal der Physiotherapeutin, die David für mich organisiert hat – der Gute. Ein Luxus, der Komapatienten im Normalfall erst in einer späteren Phase zuteil wird. Die stämmige Frau lässt mich in eine Wanne mit warmem Wasser gleiten und massiert meine reglosen Glieder. Ihre Hände arbeiten sich von unten nach oben an meinem Körper entlang. Sie trägt Wegwerfhandschuhe aus Plastik, die ab und zu an meiner Haut hängenbleiben und quietschen. Die Schwerelosigkeit kann ich nicht genießen. Sie erinnert mich an die Bäder mit Tom im Heiligensee.

Mann – das unerträgliche Fiepen an der Decke hätte beinahe mein Gehirn aufgelöst! Ein Grund mehr, aufzuwachen. Jungs, ich schaffe das, bevor euch die Luft ausgeht, versprochen!

Mundhygiene. Schlauchspülung. Nasenpflege. Pflasterwechsel. Endlich fließt das Abendessen durch die Sonde von meiner Nase in Rachen und Magen.

Bäh, schmeckt diese Pampe nach Chemie!

Nach zwanzig Minuten stoße ich immer noch auf. Vanille retour! Ich mochte diesen Geschmack nie. Wann ist der Scheißkarton endlich leer? Ich will Nudeln mit Peperoni. Ich blute immer noch. Die Krankenschwester legt mir eine Nachtwindel an. Der Wind bauscht die Vorhänge nach draußen. Sie schließt das Fenster. Ich vermisse den

Duft des Schmetterlingsflieders vor Davids Büro und das Plätschern der Wellen unter dem Bootssteg am Heiligensee. Ich sehne mich nach den Stimmen. Ich will Menschen lachen hören und Musik. Ich will im Zwielicht baden, Nebel riechen, Sturm auf nackter Haut spüren und Wellen, die sich an meinem Körper brechen, Wasser, das in mein Gesicht spritzt und nach Schilf und aufgewühltem Sand schmeckt. Stattdessen warte ich mit Krämpfen im Unterleib auf die nächste Filmsequenz auf der Leinwand vor dem Bett.

Auf der Leinwand ist es vier Uhr nachmittags. Unsere Eltern sind auf Reisen. Ihr erster Urlaub ohne mich. Wir rollen über Pucks Bett.

»Täubchen, du bist so schön wie Mama«, seufzt er.

Ich lache. Dieses Geständnis irritiert mich kaum. Sowohl Vaters ehemalige Freundinnen als auch beide Ehefrauen entsprechen dem irisch-rothaarigen Typ. Ein Fremder könnte nicht sagen, wer meine Mutter ist.

Ich lege eine CD in das Abspielgerät und setze mich auf Puck. Robert Plants Stimme füllt den Raum. Puck riecht nach Holz, Ziegelstaub und Senf. Ich beuge mich zu ihm hinunter. Er starrt über meine Schulter. Ich drehe den Kopf. Unser Vater steht vor dem Bett, stumm, bleich wie die frisch gekalkte Zimmerwand. Die Wangenknochen treten hervor. Seine Hand zittert, der Zeigefinger so dicht vor mir, dass ich die weißen Rillen im Nagel erkennen kann. Wir bewegen uns nicht. Gleich wird er uns anbrüllen, uns ohne Klamotten aus dem Haus treiben, die Polizei rufen.

Die Rillen entfernen sich.

Wir springen aus dem Bett, drehen Led Zeppelin den Saft ab. Während wir uns anziehen, holt unser Vater meine Mutter aus dem Taxi und schickt den Fahrer weg. Koffer poltern über den Dielenboden. Mutter geht blicklos an uns vorbei ins Schlafzimmer. Wir hören Schranktüren klappern. Vater sagt nicht, dass wir aufhören müssen, redet nicht von Vertrauensmissbrauch, sagt nicht, dass wir sein Haus und seine Firma in den Schmutz ziehen würden. Sein Schweigen ist Anklage genug.

Wir sitzen allein in der Küche, starren einem Hühnercurry dabei zu, wie es erkaltet. Im Wohnzimmer geht Vater auf und ab. Ich stelle den Topf in den Kühlschrank. Die unbenutzten Teller und das Besteck lassen wir auf dem Tisch. Jeder geht in sein Zimmer.

Vor meiner Tür rumort es. Vater klettert aufs Dach. Vermutlich schaut er nach, ob der Sturm letzte Nacht Ziegel gelockert hat. Unser Vater braucht eine Aufgabe, die ihn von seinen verkommenen Kindern ablenkt. Ich lege mich aufs Bett, stülpe die Kopfhörer auf meine Ohren und drehe den Sound auf. Led Zeppelin erobert meine Sinne.

Tag sieben

Lea wird immer blasser, so als würden ihre Lebenssäfte in einem stetigen Strom aus ihr herausfließen. Irgendwann ist sie leer. Tom will die Kälte ihrer Hand nicht in seiner spüren. Ihre Wimpern zucken unruhig.

Er atmet auf und fragt sich, ob sie sich erinnert. Bewirken die Besuche der Freunde und das Reden etwas? Auch Dr. Eggersdorf kann nur vermuten. »Nicht alle Dinge, die zwischen Himmel und Erde geschehen, kann der Mensch erklären.«

Tom flüchtet sich erneut in *Harold,* liest, bemerkt nach ein paar Minuten, dass er nicht weiß, was er liest.

Hörst Du zu?

Er kann ihr Gesicht nicht deuten. Ihre Züge sind eingefroren, schockgefroren. Einen Atemzug entfernt vom ewigen Schlaf ist sie eingehüllt in den Vanillegeruch der Nährlösung, der zusehends fieser in seine Nase sticht. Das Buch fällt zu Boden. Er schnappt nach Luft, steht auf, rennt nebenan ins Bad, übergibt sich in einem einzigen Schwall in die Toilette. Er spült den Mund aus und flieht aus dem Krankenhaus. Er weiß nicht, wann er wiederkommen wird.

Morgen. Irgendwann. Nie.

T*ut mir leid, Tom!*

Obwohl es noch hell ist, füllt sich die Leinwand mit Leben. Vater ist vom Dach gestürzt und hat sich ein Bein gebrochen. Ein Wunder, dass er überlebt hat.

»Ihr seid schuld, dass er sich aufgeregt hat«, sagt Mutter. Ihre Stirnfalten sind über Nacht zu Runen geworden. »Wie konntet ihr nur so etwas Abscheuliches tun?«

Puck begehrt auf, streitet.

Ich erwidere nichts. Sie hat recht.

Filmende. Schnitt.

Ich taumle durch einen Nebel.

Erst als Vater auf Krücken nach Hause kommt, setzen die Bilder auf der Leinwand wieder ein. Ich stehe hinter der angelehnten Schlafzimmertür der Eltern. Mit schleppender Stimme sagt er zu Mutter: »Wir hätten den Jungen nicht bei uns aufnehmen sollen. Ich kann es nicht erklären. Vielleicht weil Lea aussieht wie seine Mutter, als sie jung war. Er hat dieses Persönchen auf unnatürliche Weise angebetet.«

»Lea ist keine Tänzerin wie seine Mutter, sie benimmt sich schlimmer als eine verdammte Hure, Gott wird ihr das nie verzeihen. Und sie isst für drei.«

Am Sonntag in der Kirche und beim traditionellen Brunch in der Wirtschaft ist das Dorf geschlossen anwesend. Puck übernimmt offiziell die Firma. Treue Mitarbeiter und Kunden ehren meinen Vater als verdienten Dachdeckermeister. »Er ist auf dem Dach so standsicher gewesen wie ein alter Seemann auf seinen Schiffsplanken.«

Bis auf das letzte Mal.

In meinen Ohren klingt Pfarrer Fröhlichs Rede nach Leichenschmaus. Ein Fremder könnte denken, die Leute hier versaufen Vaters Fell.

Puck mampft sich durch das Buffet, trinkt ein Glas Bier nach dem anderen. Seine Augen gucken schläfrig. Er sucht meinen Blick. Ich weiche ihm aus.

Tante Fröhlich, die Frau des Pfarrers, winkt mich zu sich und kneift mir in die Wange. »Komm, Lea, setz dich und probier den Spinatstrudel. Du bist blass wie ein Weizenbrotteig.« Sie näselt, hat ewig Schnupfen. In ihrer Jugend ist sie beim Rollschuhlaufen gestürzt, und niemand hat es je für nötig gehalten, ihre schiefe Nase von einem Chirurgen richten zu lassen. Ich esse drei Gabeln voll, entschuldige mich und gehe zur Toilette. Vor der Tür versperrt Puck mir den Weg. Seine Augen glänzen fiebrig. Er riecht ekelhaft süß nach Kräutern. Er greift nach meiner Hand und kichert albern. »Täubchen!«

Das halbe Dorf sieht und hört uns. Ich stoße ihn weg. Ich renne nach Hause und schließe mich in meinem Zimmer ein.

»Du gehst!«, sagt Mutter am nächsten Morgen zu mir. »In meinem Haus dulde ich keinen Satansbraten!« Ihre Stimme könnte aus den Tiefen unserer Kühltruhe kommen. Ihre Augen stehen durch die finster zusammengezogenen Brauen eng beieinander. Mit schmalen Lippen steht sie vor mir, öffnet und schließt die vor der Brust gekreuzten Hände. »Und zieh diesen Kimono aus. Er hat seiner Mutter gehört.«

»Wie bitte?« Plötzlich wird mir übel von dem Orchideengeruch, der aus der Seide hervorsteigt. Welcher Junge schenkt denn dem Mädchen, mit dem er schläft, ein Kleidungsstück und das Parfüm seiner Mutter?

Ich will nur noch weg. Dieses Dorf ist zu klein für mich.

Ein Hotel in München bietet mir eine Lehrstelle an. Meinen Ausbildungsvertrag unterschreibt Mutter ohne Widerspruch. Vater ignoriert mich, sein Lachen fehlt mir. Endlich darf ich die Schule abbrechen, bekomme, was ich wollte. Aber zu welchem Preis?

Das Zimmer in der WG meiner Freundinnen wird erst

in acht Monaten frei. Die erste Zeit kann ich im Hotel in einem Personalzimmer unterkommen. Ich hole meinen Koffer vom Speicher.

Puck, in den letzten Tagen verschlafen, blass und in sich gekehrt, stürmt mein Zimmer. »Du kannst nicht gehen.«

»Ich kann und ich will.«

»Aber ich liebe dich. Wir gehören zusammen.«

»Nein, Puck, du hast jetzt die Verantwortung für die Firma. Für unseren Vater. Für meine Mutter.«

Er stampft mit dem Fuß auf. »Du gehst nicht!«

Ich sehe diesen unreifen, trotzigen Jungen an. »Bist du irre, oder was?«

Er schlägt zu. Meine Wange ist heiß und brennt. Alles fühlt sich mit einem Mal falsch an: seine Hände, seine Küsse, schweißnasse Körper, die aufeinander klatschen – zwei außer Kontrolle geratene Teenager.

Mutter stürmt die Treppe hinauf. »Schluss jetzt. Lass sie in Ruhe, oder ich erzähle dem Wachtmeister von den komischen Pflanzen im Schuppen.«

Als das Taxi kommt, heult Puck. »Lass mich nicht allein.«

»Es war ein Fehler, und du weißt das«, sage ich zu ihm und drücke Mutter an mich. »Es tut mir furchtbar leid.« Sie bleibt kalt in meiner Umarmung.

Der Taxifahrer hat die hintere Wagentür bereits geöffnet. Ich schaue mich ein letztes Mal um. Vater ist irgendwo im Haus. Die Vorhänge hinter den geschlossenen Fenstern hängen schlaff herunter.

Tag acht

Tom betritt vor Marie das Zimmer. Der scharfe Geruch nach Desinfektionsmittel vermischt mit Vanille verdrängt quasi alles Menschliche. Lea ähnelt zusehends einer Mumie. Marie tritt ans Bett, »Hey, Lea. Ich bin's, Marie.« Sie streicht der Regungslosen übers Haar. »Mein Baby ist da. Justus. Uns geht es gut.«

Leas Brustkorb hebt und senkt sich. Vor ihrem Mund bildet sich eine Speichelblase, sie zerplatzt.

»Ganz schön gruselig ist das hier, oder?« Marie dreht sich um. »Wie war das, Tom, als *du* alles vergessen hast?«, fragt sie. »Mir fehlt ja nur, wer der Daddy von Justus ist.«

»Ein Alptraum.«

»Oder ein Segen. Wer weiß das schon.«

»Meine Frau hat mir erzählt, wer ich bin, aber ich konnte nichts damit anfangen. Und der Witz ist, der Mann vor dem Unfall war nicht wirklich ich.«

Nach einer halben Stunde geht Marie.

Tom sitzt stumm am Bett und hält Leas Hand. Und da spürt er es: ein winziges Zucken im Mittelfinger. »Bitte, Chérie, kannst du das noch einmal machen?«

Nichts. Er hat sich das nur eingebildet. Es ist zum Verrücktwerden.

Mein Unterleib krampft.

Bitte geh, Marie! Von deinem Kind will ich nichts wissen!

Zumindest hat mein Finger gezuckt.

Ja, Tom. Einmal. Mehr geht nicht. Aber das ist der Anfang. Du wirst sehen: Ich schaffe das.

Es wird finster im Zimmer. Das Fenster ist gekippt. Ein Kuckuck ruft. Die Krankenschwester mit dem blonden Oberlippenbärtchen schneidet meine Fingernägel. Sie pikst ins Nagelbett, sagt nicht, dass es ihr leidtut. Ich will aufschreien, aber meine Lungen atmen nicht einmal schneller. Als wären die Leitungen vom Gehirn zum Körper durchtrennt worden. Für manche Leute wäre das der Beweis dafür, dass die Seele einen Körper nur bewohnt und weiterzieht, wenn er verbraucht ist. Ist meiner jetzt verbraucht? Vaters Hand erscheint dicht vor meiner Nase, die Rillen auf seinem Zeigefinger. Ich sehe ihn auf dem Blumenkübel liegen. Er stöhnt leise.

Mir wird schlecht. Kann jemand kotzen, der im Wachkoma liegt? Erstickt er dann?

Ich hasse die Filmleinwand vor meinem Bett. Ich hasse die Siebzehnjährige. Sie hat München nicht verdient, nicht das Zimmer und schon gar nicht diese wundervolle Lehrstelle in dem Vier-Sterne-Hotel. Puck und ich, wir sind schuld an Vaters Unfall. Trotzdem darf ich hier sein, im Kochdunst der Töpfe und Pfannen in der Edelstahlküche schwelgen, exotische Geruchs- und Geschmacksnuancen erleben. Die Welt ist ein abstruser Ort, Gerechtigkeit eine Lüge.

Es ist kurz nach sieben am Abend. Hauptarbeitszeit im Restaurant. Ich liebe es, wie das riesige Messer mühelos durch Berge von Kartoffeln und rohes Gemüse gleitet. Die Blasen an meinen Fingern stören mich nicht. In meiner

Kochhose vibriert das Smartphone. Ich wische meine Hände an einem Tuch ab und schaue nach, hoffe auf eine Antwort auf meine Suchanzeige für ein Privatzimmer.

Puck!

Ich drücke ihn weg, das elfte Mal an diesem Tag. Wäre doch *er* anstelle unseres Vaters vom Dach gefallen und im Gegensatz zu ihm nie wieder aufgestanden!

Nachts um eins trete ich aus dem Hotel und ziehe Luft in meine Lungen. Nach drei Schritten steht Puck vor mir. »Ich liebe dich. Lass uns eine Wohnung mieten. Hier kennt uns keiner.«

Ich spucke »Nein!«, und Speichel fliegt aus meinem Mund.

»Wieso nicht?« Er lacht, wie er nur lacht, wenn er gekifft hat. »Wir können uns als verheiratet ausgeben. Schließlich haben wir denselben Namen.«

Nichts hält ihn davon ab, sich in mein Leben zu drängen, dieser Parasit.

Nach zwei Monaten breche ich meine geliebte Ausbildung ab. Nur so entkomme ich Pucks Nachstellungen. Ich verabscheue dieses traurige Seehundgesicht; die aufdringliche Zärtlichkeit in seiner Stimme; das Keuchen an meinem Hals; seine Hände, die berührt haben, was sie niemals hätten berühren dürfen. Ich fliehe nach Frankfurt am Main und vergesse meinen achtzehnten Geburtstag.

Tag neun

Heute ist Tom allein in Leas Krankenzimmer. Eine halbe Stunde pro Tag, hat er sich vorgenommen. Er will Lea helfen. Mehr Zeit mit ihrer Hülle überfordert ihn jedoch.

Dr. Eggersdorf sagt: »Das Fingerzucken kann ein Hinweis sein, dass sie aufwacht, muss es aber nicht.«

Die Hoffnung stirbt zuletzt. Vorher liegt sie im Koma.

»Hallo Chérie, gestern hatte ich meinen ersten Auftrag. Ein Fernsehsender wollte Porträts von allen Mitarbeitern. Sogar eine Visagistin war da. Ich habe mich nicht auf die Schokoladenseiten konzentriert, sondern das Wesen jedes Einzelnen eingefangen. Das macht die Sache aufwändiger, lohnt sich aber. Alle sind zufrieden.«

Lea atmet seit nunmehr neun Tagen stoisch. Er hat kein neues Zucken registriert.

»Ich soll dich von Kurt, Finn, Marie, Frau Greta und Dr. Kieselstein grüßen. Sie kommen alle demnächst wieder vorbei.

Tja, ich lese dann mal weiter.«

Er weiß nicht, wie lange er das hier noch ertragen kann.

Armer Tom! Ich weiß nicht, wie lange ich es am Bett eines Tomatenhirns aushalten könnte. Leb dein Leben! Wir sehen uns, wenn ich weiß, wer ich bin.

Auf der Leinwand wird es merkwürdig, surreal. Plötzlich stehen fünf Leas nebeneinander in einer Reihe. Ich blinzle. Alle tragen T-Shirts mit meinem Namen und einer Nummer auf der Brust.

Die Haare von Lea17 fallen hinunter bis zu ihrer Taille. Lea19 ist blutleer.

Lea20 trägt eine weiße Schürze.

Lea21 sieht mager aus.

Lea22 hockt auf dem Boden.

Eine Minute lang schauen alle mich bewegungslos und stumm an. Dann tritt Lea19 vor. Sie sagt: »Dann schauen wir mal.«

Die ganze Zeit war ich siebzehn. Wo ist Lea18?

»Wir sind neunzehn, my dear.«

Wo ist Lea18?

»Keine Ahnung.«

Was soll das heißen?

Lea19 guckt, als hätte sie einen Löffel voll Tabasco geschluckt.

Auf der Leinwand schlendern Lea20 und Lea21 vorüber und schauen ernst. Lea20 bleibt stehen. »Deine Nummer ist nicht im Telefonbuch. Du hast Angst, Puck könnte dich finden.«

Na toll.

Ich stehe am Herd eines Frankfurter Zwei-Sterne-Restaurants, trage die Uniform eines Sous Chefs. Während meiner Arbeit vergesse ich alles. Ich mag die Kollegen. Ich habe eine Freundin gefunden, mit der ich schwimme und in die Sauna gehe.

Die Attacken kommen, wenn ich allein in meiner Wohnung auf dem Futon liege. Tausende von Nadeln stechen von innen an meine Schläfen. Licht kann ich nicht ertragen. Die Dunkelheit drängt sich an mich, bis ich keine Luft mehr bekomme. Wenn ich für ein paar Stunden in einen Erschöpfungsschlaf sinke, träume ich von Puck oder meinen Eltern.

Meine neue Freundin und ich sitzen in einem Café. Mein Blick gleicht einer Kamera, schwenkt durch das Fenster auf die Straße, auf den Bürgersteig gegenüber, auf eine hagere Gestalt, auf Puck!

Ich huste.

»Meine Güte. Steht dort drüben Hannibal Lecter?«, fragt die Freundin.

»So ähnlich.« Ich erzähle ihr von einem ehemaligen Freund, von dem Taubenjäger. »Nach unserer Trennung ist er zum Stalker mutiert.«

»Geh zur Polizei.«

»So einfach ist das leider nicht.«

»Wieso?«

»Ich möchte nicht darüber reden.«

Tag zehn

Heute gönnt Tom sich eine Auszeit vom Krankenhaus. Die neue Kamera ist der Wahnsinn. Er streift durch Berliner Hinterhöfe und fotografiert Balkone, abgewrackte Fassaden und schräge Leute.

Tom war heute nicht da. Das ist okay. Er wirkt mutloser als ich. Er braucht eine Pause. Ein welker Salat stimuliert nicht wirklich die Lebensgeister.

Finn hat am frühen Morgen wieder an meinem Bett gesessen und meine Hände massiert. Seine Hundegeschichten und seine tiefe, warme Stimme tragen mich durch den Tag.

Bereits vor der Dunkelheit sprudeln die Erinnerungen von der Leinwand in mein Gehirn. Mit großer Mühe folge ich Spuren, räume Gestrüpp beiseite. Der Weg, den ich schon einmal gegangen bin, liegt vor mir. Ich trete in Fußstapfen, die sich passgenau an mich schmiegen, kühl und fremd. Meine Gedanken wirbeln durcheinander, stoßen mich ohne Puffer, ohne Filter, in meine Vergangenheit.

Wenige Tage nach der Szene mit meiner Freundin im Café gebe ich das zweite Mal eine geliebte Arbeit auf, flüchte erneut vor Puck. Ich buche eine Zugfahrkarte. Aber dann fährt meine neue Freundin mich und meine Habseligkeiten doch nach Bad Homburg. Ich werde in Untermiete wohnen, habe in einem Zero-Sterne-Restaurant in der Nähe eine Stelle als Beiköchin angenommen. Ohne Zeugnisse habe ich keine Wahl. Tief in mir drin weiß ich, dass das ein Fehler ist, dass Bad Homburg ein Fehler ist. Ich sollte ins Ausland fliehen, möglichst viele Kilometer Distanz zwischen Puck und mir schaffen, am besten ans Meer.

Wieso ans Meer? Verwirrt starre ich auf die Leinwand.

Hoppla, jetzt vermischt sich das Hier und Jetzt mit der Vergangenheit. Das Meer erinnert mich an Kurt Kutte Friedrich, der einen Motorradcrash hatte. *Meer ist Leben. Leben ist mehr.* Aber würde das Meer Puck aufhalten? Wahrscheinlich folgt er mir sogar auf den Mars. Wieso gehe ich nicht zur Polizei? Warum zeige ich ihn nicht an? Er verfolgt mich. Er ist ein Stalker.

Vielleicht, weil ich mich ebenso schuldig fühle, dass unsere Familie auseinandergebrochen ist und die Dorfbewohner uns an den Pranger stellen?

Aber da ist noch mehr, ich spüre etwas Dunkles, Schreckliches in mir hochsteigen. Meine Kehle wird eng. Ich presse einen Schrei heraus, rufe nach der Lea, die ich mit achtzehn war, bekomme kein Echo, keine Antwort. Meine Brust im Draußen hebt und senkt sich in unerschütterlicher Gleichmäßigkeit. Im Drinnen werde ich demnächst ersticken.

Die Leinwand zeigt mir die Lea mit der 20 auf dem T-Shirt. Sie sagt: »Hey, nicht schlappmachen! Ich verspreche dir: Dein Leben geht weiter. Du schaffst das. Schau mal! Nicht alles ist schlecht in Bad Homburg.« Sie zeigt mir meinen neuen Arbeitsplatz, das Gesicht meines Chefs de Cuisine, seine in Falten gelegte Stirn. Ich streue gezielt Kommentare ein, wenn er Soßen zubereitet. Ich liebe die Königsdisziplin der Starköche.

Mein Atem wird gleichmäßiger. Ich konzentriere mich auf den Film, rede in der Küche von selbst zubereiteten Soßenfonds, portionsweise eingefroren in Gefrierbehältern; von Kräutern, die ich erst kurz vor dem Servieren untermische; von einer Vinaigrette in Einmachgläsern mit Schraubdeckel; von Zitrone, Lime Juice oder Traubensaft statt Wein; von Thai-Pfeffer und dass ich eine Soße gerne mit Eiswürfeln schocke.

Die ersten Tage blafft der Chef mich genervt an, kratzt sich nach einer Woche den Kopf und schiebt mich schließlich an den Herd. »Verdammt, Lea, mach eine Sauce Hollandaise. Wehe, sie klumpt! Dann spülst du ab sofort Teller.«

Ich greife nach dem Schneebesen. Endlich darf ich ihm zeigen, was ich als Saucier draufhabe.

Mein Zeigefinger zuckt, und Tom ist nicht da. Schade.

Ein Gesicht beugt sich über mich. Rissige Lippen streifen meine Wange. »Ach Täubchen, sieh dich an. Es tut mir so leid.«

Ich will schreien und schaffe es nicht.

Tag elf

Tom betritt Leas Krankenzimmer und prallt gegen den Rücken von Dr. Eggersdorf. Am Bett sitzt Golo Osterbeck. Seine Stimme klingt gepresst. »Du musst noch viel lernen, Lea, aber das kriegen wir hin. Ich liebe dich. Es wird niemals eine andere Frau geben.«

»Wer sind Sie?«, fragt Dr. Eggersdorf.

Golo streicht Lea übers Haar, steht auf, streckt ihm

die Hand entgegen. »Herr Doktor, ich bin der Ehemann. Entschuldigen Sie, dass ich jetzt erst komme. Ich war auf einer Geschäftsreise im Ausland und habe erst heute erfahren, dass meine Frau im Koma liegt. Was kann ich tun?«

Der Arzt ignoriert die Hand. Golo ignoriert Tom. Tom würde Golo am liebsten aus dem Raum prügeln. Leas Hand liegt reglos auf der Bettdecke. Der kleine Finger zuckt. O Gott, er hat es sich nicht eingebildet! Das darf Golo auf keinen Fall mitbekommen.

Golo sitzt an meinem Bett. Ein Schwall Luft füllt meinen Magen und dehnt meine Brust aus. Bevor meine Lungenflügel platzen, steigt mein Atem glühend heiß am Hals empor.

Hilfe, ich ersticke!

Jemand öffnet die Tür.

Tom! Dr. Eggersdorf! Bitte, schafft ihn weg von mir!

»Herr Osterbeck, können wir bitte draußen reden?«, fragt Dr. Eggersdorf.

Verpiss dich, Golo!

Schritte entfernen sich. Die Zimmertür wird geschlossen.

Mein widerlich gleichmäßiger Atem zischt durch die Luft. Durch das gekippte Fenster schnappt der Wind nach den Vorhangschals.

Tom schätzt Dr. Eggersdorfs Besonnenheit. Wenige Sekunden später stehen sie auf dem Flur.

»Ihre Frau braucht sehr viel Ruhe. Ihr Besuch regt sie auf.«

»Ich bin ihr Ehemann.«

»Das ist richtig, aber Lea Osterbeck hat meinen Kollegen Kieselstein ausdrücklich darum gebeten, dafür zu sorgen, dass die Betreuungsvollmacht erlischt. Das ist inzwischen geschehen. Außerdem weiß ich, welche Ereignisse sie ins Koma geschickt haben. Herr Osterbeck, Ihre Frau hat Angst vor Ihnen. Auch darüber hat der Kollege Kieselstein mich ins Bild gesetzt.«

Golo starrt den Arzt an.

Hoffentlich rastet der nicht aus. »Was kann ich tun?«

»Halten Sie sich bitte von Ihrer Frau fern, bis sie aufwacht und wieder bei Kräften ist. Ich weiß, das ist viel verlangt, aber damit helfen Sie ihr am meisten. Sie möchten doch, dass sie wieder gesund wird, oder? Schaffen Sie das?«

Golo verzieht den Mund. Dann nickt er.

Die Leinwand erwacht erneut zum Leben, zu *meinem* Leben.

Ich bin blass. Meine Augen schauen mich ernst an.

Dieses Mal findet mich Puck nach drei Monaten. Insgeheim bin ich darauf vorbereitet. Oder auch nicht.

Ich wische mir in der Küche die Hände an meiner Schürze ab und trete in den Hof hinter dem Restaurant, setze mich auf einen Stein und beiße in eine Pfirsich-Tarte. Saft läuft über mein Kinn, ich wische ihn mit der

Hand ab. An den Ästen des Baumes vor mir glänzen Kastanien.

Als Puck sich hinter den Mülltonnen erhebt, fällt die angebissene Tarte aus meiner Hand. Ich huste.

»Täubchen, wie schön du aussiehst in deiner Kochuniform!«

»Verschwinde und lass mich für immer in Frieden!«

»Aber Lea, wir gehören doch zusammen. Warum verstehst du das denn nicht?«

»Ich will dich nicht in meinem Leben. Hau endlich ab!«

»Wir waren von Anfang an miteinander verbunden. Wir sind es auf ewig. Das weißt du doch.«

Er kommt näher. Noch zwei Schritte. Ich bekomme kaum Luft. Mit letzter Kraft umrunde ich die Mülltonnen. Aus den Küchenfenstern quellen Rauchschwaden. Ich rutsche über das Kopfsteinplaster im Hof, fange mich an einem Kastanienbaum ab.

»Lea, warte!«, ruft Puck.

Das Hoftor quietscht in den Angeln. Ich biege nach links um die Ecke, pralle gegen eine Frau. Ein Stück Pfirsich-Tarte schießt aus meinem Mund auf ihre Hutkrempe. Sie kreischt. Ich renne auf die Straße. Reifen quietschen. Vor mir steht ein Bus. Ich stolpere. Ich falle auf den Hinterkopf, sehe meinen Körper auf dem Asphalt, die Augen in einer Nahaufnahme, sie sind geschlossen. Ein Kind schreit.

Im nächsten Bild liege ich in einem Krankenbett.

Die Leinwand wird zu einem Spiegel.

Vier Stunden nach meinem ersten Sturz erwache ich, trage außer einer Beule am Hinterkopf und ein paar Schürfwunden an den Beinen keinerlei Verletzungen davon. Ein Weißkittel sagt, ich würde unter retrograder Amnesie leiden und solle in eine Spezialklinik. Mein Ehemann Golo kennt jemanden in Berlin, dessen Erinnerungslücken in der *Privatklinik für Gedächtnislose am Heiligensee* geschlossen wurden.

Ein paar Tage später bringt mich Golo mit einem Entlassungsbrief zu Dr. David Kieselstein. Er sagt, er kümmert sich in der Zwischenzeit um ein neues Zuhause für uns, bis ich wieder gesund bin.

Die Leinwand wird dunkel.

Ich warte. Starre. Warte.

Das soll alles sein? Nein! Da ist noch mehr.

Mein Unterleib krampft. Sämtliche Muskeln verhärten sich.

Der Film kommt zurück.

Eine junge Frau mit wirren Fuchshaaren erscheint. Ihr Gesicht ist blass. Ihre Augenbrauen stehen schräg. Der geöffnete Mund ist verzerrt. Sie trägt ein T-Shirt mit dem Aufdruck Lea18.

Ich rieche Golo. Sein Schweißgeruch übertüncht die Vanille. Sein Haar und seine Kleidung stinken nach widerlich süßem Gras.

»Wach auf, Täubchen! Ich bin bei dir, Täubchen. Ich habe eine Wohnung mit Garten für uns gefunden. Du wirst wieder gesund.

Ich liebe dich.«

Tag zwölf

Georg Zirkowski, seines Zeichens Hygienefachkraft, Hobbyhausmeister und Hobbygärtner, passt Tom nach der Therapiestunde bei Kieselstein ab. »Wie geht es Frau Osterbeck?«

»Den Umständen entsprechend gut.«

Nach diesem Allgemeinplatz entschuldigt sich Zirkowski, Freund der knappen Anweisungen, wort- und gestenreich. Ja, er habe nicht geglaubt, dass Kalle ein Hund sei, aber das sei jetzt klar, denn schließlich rette ein Fuchs einem Menschen nicht das Leben. Seinen Mut habe das arme Kerlchen teuer bezahlen müssen, der beste Freund des Menschen halt. Er, Georg Zirkowski, habe als Kind auch einen Hund gehabt. »Treue Seele.« Er möchte so gerne Frau Osterbeck besuchen und persönlich Abbitte leisten. Das sei er ihr schuldig.

Und jetzt ist Kieselsteins Neffe tatsächlich hier.

»Überraschung, Chérie! Du errätst nie, wen ich mitgebracht habe.«

»Menschenskinder, Frau Osterbeck, was machen Sie denn für Sachen? Wir vermissen Sie alle. Schöne Grüße von Ingrid. Sie wissen schon, die Küchenfee. Ja, das mit Ihrem Hund tut mir schrecklich leid. So ein Guter. Ist bestimmt im Himmel und bellt auf Wolke sieben die Hühner an. So ist das nun mal. Leider. Leider. Also, jetzt werden Sie schön gesund, und dann holen wir Ihnen einen neuen vom Hundetrainer. Die Stiftung befürwortet das bestimmt, und unser Finn Schnabel bildet gerade eine hübsche Huskydame aus.«

Mir ist nicht nach Überraschung. Golo treibt sich hier herum.

Tom, hörst du mich?

Ach du Scheiße, Georg Z ist wirklich hier! Was will der denn?

Ich glaube es nicht: die Hygienefachkraft als Hundenarr. Großes Kino. Der Mann ist echt Stulle.

Die Atempause hat mich etwas entspannt. Mit einem Ziehen im Magen warte ich auf die nächste Filmsequenz.

Während des Abendessens durch die Nasensonde flammt die Leinwand auf. Die achtzehnjährige Lea hängt auf einem Stuhl, vielleicht hat sie keine Kraft zu stehen. Ihre Stimme klingt zaghaft. Arme und Beine hampeln ziellos vorm Körper umher. Sie redet langsam, mit einer schweren Zunge, die Worte loswerden will und es nur mit Mühe schafft. Ihre Hände liegen auf den Knien. Die Beine zittern. Sie knetet jeden einzelnen Finger, als würde dies ihr die Kontrolle über ihren Körper zurückgeben.

»Du willst es also wirklich wissen?«, fragt sie.

Ja, verdammt!

»Okay, deine Entscheidung.«

Lea18 steht so langsam auf wie eine Hundertjährige.

Lea17 rennt ins Bild, stützt sie.

Der Film läuft weiter. Und mein Wunsch, endlich zu erfahren, warum ich mein Leben vergessen habe, erfüllt sich. Die Leinwand flattert, wird durchlässig, gibt die Sicht frei, ich falle in mein ganz persönliches Armageddon.

Zwei Monate nach dem Beginn meiner Lehre kippe ich in der Toilette des Münchener Hotels um. Nun bin ich kein Zuckerpüppchen, das der körperlich schweren Arbeit in einer Großküche nicht gewachsen ist. Warum also jetzt der Zusammenbruch? Ich gehe an die frische Luft, atme durch. Meine Regel ist schon drei Mal ausgeblieben. Wenige Minuten später stehe ich in der Apotheke nebenan und stottere, kaufe einen Schwangerschaftstest. Zwanzig Minuten später einen zweiten. In der nächsten Nacht kann ich nicht schlafen, koche Milchreis mit Zucker und Zimt. Am Tag darauf bestätigt eine Frauenärztin das Unfassbare.

Stopp!, schreie ich im Inneren mein jüngeres Ich an und liege weiterhin stumm und regungslos auf meinem Krankenhausbett. Das Gesicht der Achtzehnjährigen erstarrt zu einem Standbild.

Soll das etwa heißen, ich war schwanger?

Puck hat Kondome benutzt!

Und wo ist das Kind?

Das Bild zittert und wird an den Rändern faserig. Ich habe Angst, dass der Film reißt; dass ich nie erfahren werde, was passiert ist.

Was habe ich getan?

Es kommt wieder Bewegung auf die Leinwand, in das traurige Gesicht. »Du hast deine Wahl getroffen. Damals und heute.«

Welche Wahl?

Film ab.

Ich brüte in der Bibliothek tagelang über medizinischen Büchern, lese Zeitungsartikel über Inzestverbot. Ein Verbot, das zu einem Leben im Geheimen führt, zu einer permanenten Selbstverleugnung, zu Liebe im Ausnahmezustand. Das ist längst kein Thema mehr für mich. Auch wenn Puck nicht locker lässt und mir ständig auflauert: Ich will nicht mit ihm leben. Ich weiß nicht einmal, ob ich wirklich *ihn* gewollt habe oder nur sein Verständnis für mich und meine Kochleidenschaft. Meine Eltern und meine Freundinnen konnten wenig mit meinem Traum anfangen. Jetzt muss ich den Preis für meinen Hunger nach Anerkennung bezahlen. Ich starre meinen Bauch im Spiegel an. Er ist flach. Meine Hände tasten ihn ungläubig ab. Es regt sich nichts. Noch nicht. Dennoch: Da drinnen wächst neues Leben.

Ich bin in der vierzehnten Woche, und je länger es dauert, desto mehr wird dieses Kind meine Tage und Nächte bestimmen, meinen Rhythmus. Seine Nähe nimmt mir jetzt schon den Atem, die Ruhe. Es ist ein Teil von mir, ein Teil von Puck. Unwiderruflich. Ich fühle mich gefangen.

Die Gynäkologin sagt, es sei alles in Ordnung. Sie weiß ja nicht, wovon hier die Rede ist. Die Wahrscheinlichkeit einer Schädigung der Kinder bei Paaren ohne verwandtschaftliche Beziehung liegt zwischen ein und drei Prozent, bei Inzestpaaren zwischen fünfundzwanzig und fünfzig Prozent. Und ist Pucks Onkel nicht an der Erbkrankheit Morbus Recklinghausen gestorben? Mein eigener Bauch kommt mir vor wie eine giftige Drachenhöhle. Ich bin ein Monster. Fakt ist: Ich muss handeln. Ich kann mir nicht länger vorgaukeln, dass ich eine Wahl habe. Und ich brauche Hilfe. Zu wem kann ich gehen? Puck würde das Kind unbedingt wollen, obwohl wir etwas Verbotenes getan haben. Soll ich Brit anrufen? Ich habe keine Kraft für Diskussionen. Und ich bezweifle, dass sie jemanden kennt, der das Problem lösen kann. Für einen offiziellen Weg ist es zu spät.

Ich liege in meinem Krankenhausbett – untrennbar mit der Matratze verwoben. Wie gern würde ich mich zusammenrollen, mich kleinmachen, mich in Luft auflösen. Wie konnte ich mich nur so gehen lassen? Ich war eindeutig schon vor meiner Amnesie hirnamputiert. Herrgott nochmal, Golo ist mein Bruder … Halbbruder … ach, scheißegal.

Zurück in meinem Bett stinkt es nach Vanille und etwas, das ich genauso wenig ausstehen kann. Golo legt eine pinkfarbene Orchideenrispe auf meine Brust und schmatzt einen nassen Kuss auf meine Stirn.

Ich hasse Orchideen.

Tag dreizehn

Die Leinwand zwingt mir ihre Bilder auf. Ich kann nicht wegschauen. Ich kann meine Augen nicht schließen.

Es ist Juni. Ich hoffe, dass Puck an meinem freien Mittwoch auf irgendeinem Dach herumklettert, und nehme den Zug in die Kleinstadt, in der ich mit meinen Freundinnen die Schule besucht habe. Im Anschluss steige ich in den Bus und setze mich auf die rechte Seite schräg neben den Fahrer. Zwanzig Minuten tuckern wir hinter einem Mähdrescher über die Straße. Ich kneife meine Augen zusammen. Auf den Feldern wiegt sich das Korn in einem Meer von Klatschmohn. Früher hat mich dieser Anblick immer fröhlich gestimmt. Die Kiefer der Kühe mahlen, Schwänze schlagen nach Mücken. Bauernhöfe und eine Erdbeerplantage ziehen an mir vorüber. Hier leben Menschen, mit denen ich mich einmal verbunden gefühlt habe. Die Sonne hat das Gras noch nicht verbrannt. Das Kunstleder im Bus stinkt. Meine Oberschenkel und der dünne Stoff meines Rocks kleben am Sitz. Noch ein paar Kilometer, wenige Minuten. Es ist diese Postkartenidylle, die Städtern das Leben auf dem Land schmackhaft macht, die in mir einen Würgereiz auslöst. Der Fahrer schüttelt den Kopf, fährt an den Straßenrand, öffnet die Tür. »Nicht in meinem Bus. Steig aus!« Ich presse die Hand vor den Mund, stolpere widerspruchslos die Treppe hinunter. Hinter meinem Rücken zischt es. Der Bus fährt weiter. Ich stehe vor der Kirche im Nachbardorf. Mein Frühstück bricht aus mir heraus.

Jeden Sonntag sind hier meine Eltern zum Gottesdienst

gegangen. Sie würden das sicher heute noch tun, aber die Gemeinde hat unsere Familie ausgestoßen. Die Kirchensteuer nimmt das Amt weiterhin gerne. Das Wort *Moral* hängt in dieser evangelischen Enklave mitten in Bayern als unsichtbares Banner über den Köpfen der Leute. Trotz des chronischen Argwohns im Blick wirken sie auf Außenstehende, als wären sie mit sich und der Welt im Reinen. Menschen aus den umliegenden Dörfern sitzen nach dem Kirchgang zusammen mit Pfarrer Siegmund Fröhlich und seiner Frau Klara bei einem Buffetgelage und Tratsch im Wirtshaus. Der Geistliche ist das Abbild seines Namens und Völlerei für ihn keine Sünde, sondern ein Genuss, der Leib und Seele im Gleichgewicht hält. Von Klara habe ich die Leidenschaft fürs Kochen und Backen gelernt, das Handwerk. Als sie Siegmund heiratete, kam ich gerade in die Schule, und sie war eine Schönheit mit Pausbacken. Die Kinder nennen Klara immer noch Tante Fröhlich, obwohl drei Fehlgeburten ihren Körper ausgezehrt und tiefe Falten in ihre Mundwinkel gegraben haben. Ihre Kochlust ist ungebremst.

Ich spüle mir am Brunnen den Mund aus und lasse das Ortsschild hinter mir. Auf der Landstraße duftet es nach Robinienblüten. Bienen summen. Diesen Honig habe ich am liebsten gegessen. In meinem Mund sammelt sich gallebitterer Speichel. In meinem Heimatdorf trete ich aus dem Schatten der Bäume. Das Pflaster liegt ebenso matt und träge in der Sonne wie die sauber gefegten Gehwege. Unsere graugestromerte Katze kommt mir entgegen, hält inne und wechselt die Straßenseite, als hätte ich Staupe. Mit gesenktem Kopf laufe ich an den Zäunen der Ein- oder Zweifamilienhäuser entlang, an den Gärten, an prallen Süßkirschen, an Salatköpfen, an scharfen Radieschen. Rosenduft steigt in meine Nase.

Puck hat die Blutschande ins Dorf gebracht. Von einem Fremden erwarten sie nichts Gutes, aber eine, die hier geboren wurde, hat sich auf ihn eingelassen. Ich will nicht sehen, wie die Gardinen sich bewegen; wie die Menschen, deren Welt ich erschüttert habe, mir den Rücken zudrehen oder gar Tante Fröhlich vor mir ausspuckt – auch wenn es nur in Gedanken ist. Die Angst vor Dingen, die Menschen nicht fassen können oder wollen, bringt das Böse in ihnen hervor. Ich möchte ihm nicht begegnen.

Das Tor knirscht. Ich laufe über den Kiesweg, öffne die Haustür; stehe in der Küche, in der ich meine ersten Kochversuche unternommen habe; in dem Haus, in dem ich geboren wurde. Mein T-Shirt klebt am Rücken. Im Raum stinkt es nach angebranntem Fleisch, nach Essig, nach Schweißfüßen. Ich reiße das Fenster auf. Ein Handwagen rumpelt über den Gehsteig und hinterlässt eine niederdrückende Stille.

»Verschwinde«, sagt Mutter. Ihr Gesicht über der Kittelschürze ist mehlbleich.

Ich setze mich ihr gegenüber an den Küchentisch. Meine Stimme ist leise. »Das hier ist mein Elternhaus.«

»Nicht mehr.«

»Was sagen die Leute dazu, dass dein Stiefsohn immer noch bei dir wohnt, du aber deine eigene Tochter nicht mehr sehen willst?«

»Wir sind alle für sie gestorben.«

Klar, euren Dachdecker, euren Ernährer, könnt ihr schlecht rauswerfen. Keiner hier aus der Gegend arbeitet für euch, keiner würde das Geschäft übernehmen. Ein

Fremder würde euch rauskicken – auch aus dem Haus. Puck steht zwar auch am Pranger, aber er hat keine Berührungspunkte mit den Leuten aus dem Dorf. Seine Aufträge bekommt er jenseits der Bannmeile. Soviel zum Thema Moral. Aber ich bin nicht besser. Berthold Brecht hätte seine Freude an uns gehabt: Erst kommt das Fressen, dann die Moral.

»Ich brauche Hilfe, und da ist niemand, den ich sonst fragen kann.«

»Was sagt Brit?«

»Sie weiß es nicht.«

Mutter schnaubt. »Du hast dein Leben gründlich verpfuscht.«

Ich hole Milch aus der Speisekammer, einen Topf, Reis, Zucker und Zimt aus dem Schrank. Mutter kocht Johanniskrauttee. Im Haus ist es still. Als wir uns an den Küchentisch setzen, lege ich meinen Kopf in den Nacken. Über Eck sitzt eine Spinne in ihrem Netz, umringt von toten Fliegen.

»Wie geht es Vater?«

Mutters Löffel hängt in der Luft. »Wie es einem Dachdecker geht, der nicht mehr aufs Dach kann. Er atmet.« Eine Mandel fällt in die Schoßfalten ihrer Schürze.

»Hilfst du mir?«, frage ich stoisch. Am liebsten würde ich hemmungslos weinen, auf die Knie fallen und meinen Kopf in ihren Schoß betten. Mutter weiß genau, ich kann zu keiner Beratungsstelle gehen. Die melden das. Und es ist nun sowieso zu spät.

»Ich kann dir die Entscheidung nicht abnehmen, aber an deiner Stelle würde ich es so schnell wie möglich loswerden.«

»Sicher, mit jedem Tag wird es komplizierter. Also, hilfst du mir?«, frage ich zum zweiten Mal.

»Ein Abort ist kein Zuckerschlecken.« Auch sie hat keine Wahl. Beihilfe zum Inzest ist strafbar. Und wer sollte ihr glauben, dass sie nicht wusste, was in ihrem eigenen Haus vorging? Das fällt unter Vernachlässigung der Sorgfaltspflicht gegenüber Schutzbefohlenen. Puck ist volljährig. Ich bin erst siebzehn. »Puck darf es auf keinen Fall erfahren«, sage ich.

»Das wäre noch schöner. Er kommt gerade etwas zur Ruhe.«

Ah ja. Sie weiß nicht, dass ihr geliebter Stiefsohn sie sofort im Stich lassen würde und mit mir irgendwo als Ehepaar leben will, wo uns niemand kennt.

»Also, hilfst du mir?«, wiederhole ich, wie eine Schallplatte, die hängt und darum fleht, dass jemand sie von der Nadel erlöst.

»Was bleibt mir denn anderes übrig? Aber nur unter einer Bedingung.«

Tag vierzehn

Neben Finn steigt eine Frau mit einem Baby im Tragetuch auf dem Klinikparkplatz aus dem Auto. Es hat die Augen weit geöffnet und gluckst. Plötzlich flammt in Finn eine Idee auf.

Im Foyer begegnet ihm Dr. Eggersdorf. Gewohnt jovial drückt er seine Hand. »Frau Osterbecks Zustand hat sich nicht verändert. Aber bitte geben Sie die Hoffnung nicht auf. Möglicherweise ist das Zucken ihrer Finger ein gutes Zeichen.« Flatternde Arztkittelschöße entfernen sich. Finn steht ein paar Minuten mit den Händen in den Hosentaschen am Fenster. Der Innenhof ist karg. Ein Mann setzt sich auf die Bank.

Golo Osterbeck!

Finn zieht sich zurück. Dieser Honk schleicht jeden Tag um das Gebäude wie Kalle früher um seinen Fressnapf.

Wie lange lässt er sich noch von seiner Frau fernhalten?

Finn holt sein Handy aus der Jeans und wählt die Nummer des Docs. »Ich habe mit Eggersdorf gesprochen. Seine Einschätzung ist nicht berauschend, aber mir ist etwas eingefallen, was ich gern mit euch allen besprechen würde.«

Tom betritt Leas Zimmer zusammen mit Marie. Er erzählt nichts von Golo. Erschrecken hilft vermutlich bei Wachkoma auch nicht.

»Hi Lea, da bin ich wieder«, sagt Marie.

Tom beneidet sie um diesen lockeren Tonfall. Würde er sie nicht sehen, könnte er bei ihrem Geplapper meinen, zwei Frauen, die in der Gedächtnislosenklinik monatelang kaum miteinander gesprochen haben, träfen sich beim Nachmittagstee, um sich endlich anzufreunden.

Marie erzählt von dem kleinen Justus. »Du solltest sehen, wie er die Hand gegen das Licht hält, als würde er seine Finger zählen.« Sie lacht, kaut Kaugummi, lässt vor ihrem Mund eine Blase platzen, eine unbekümmerte Siebzehnjährige. Tom kann nicht fassen, wie sehr sich das mürrische Mädchen verändert hat. Eine Viertelstunde später geht sie wieder. Ihre Turnschuhe quietschen den Gang entlang.

Mit einem Lächeln schließt Tom die Tür. Er hüstelt. »Heute Abend sehe ich die anderen. Ich grüße sie von dir, wenn's genehm ist.« Mit einem Kuss auf ihre Stirn verabschiedet auch er sich.

Lea ist sehr blass.

Marie, du schon wieder!

Aber bitte sei ruhig, halt endlich die Klappe! Hörst du?

Erzähl Frau Greta von deinem verdammten Baby, nicht mir.

Verschwinde einfach. Ich will dich nicht mehr sehen.

Gott im Himmel, endlich ist sie weg.

Augenblicke später verabschiedet sich auch Tom.

Der Wind teilt den Vorhang am Fenster, durch die Lücke tanzt das schwindende Licht mit Schatten. Ich sehne mich nach einem Stück Himmel. Ich will den Kopf drehen. Meine Wirbelsäule blockt. In meiner Erinnerung liegt der Heiligensee friedlich in der untergehenden Sonne und duftet nach frisch gefallenem Regen. Die Blätter der Trauerweide flüstern sich Geheimnisse zu. Kalle läuft quer über den Klinikrasen, hebt den Kopf und keckert. Die einsame Rohrdommel ruft in die Dämmerung.

Ängstlich starre ich auf die Leinwand.

Mein achtzehnjähriges Ich sitzt verkehrt herum auf einem Stuhl, dreht mir den Rücken zu in einer Art Demutshaltung; die Fingerkuppen an den Seiten, senkt sie den Kopf. Die Stirn berührt die Lehne.

Die Kieselsteins laden in ihr privates Reich unter dem Dach neben der Bibliothek der Klinik ein. Kaum ein Patient war jemals dort, und Tom empfindet es, als würde er in die Seele seines Therapeuten schauen.

Ist eine solche Nähe nicht unprofessionell? Na, in dieser Klinik ist Normalität per se ein Fremdwort, und wenn es um Lea geht, kennen die Kieselsteins offensichtlich keine Grenzen.

Alle sitzen eng beieinander auf Polsterelementen, die vermutlich ursprünglich für ein Beduinenzelt in der Wüste hergestellt wurden. Die Wände sind sandfarben getüncht. Auf den Fliesen liegen vereinzelt Berberteppiche. Stehlampen tauchen den Raum in ein dezentes Licht. Tee dampft aus henkellosen Bechern und verströmt den Duft von Minze. Tom betrachtet die großformatigen Schwarzweißporträts an den Wänden. Sie erinnern ihn an den fröhlichen Nachmittag, an dem er seine Mitpatienten im Klinikgarten abgelichtet hat. Auch hier findet er Gesichter, die mit Schönheit im klassischen Sinne wenig zu tun haben. Verwitterung und Makel berühren ihn. Wärme durchströmt seinen Bauch. Und plötzlich weiß er, was er in Zukunft tun möchte: Er will statt dem Augenscheinlichen subtile Momente einfangen. »Jeder dieser Menschen ist auf eine einzigartige Weise schön«, sagt er und bringt David Kieselstein mit der Ehrfurcht in seiner Stimme zum Lächeln.

Finn setzt sich so weit wie möglich weg vom Kamin. Der Kuchenteig und die Erdbeeren schmelzen auf seiner Zunge. Er denkt an Kalle, der mit Sahne auf seiner Schnauze bei dem durchgeknallten Georg Zirkowski Tollwutalarm ausgelöst hat.

Finn holt tief Luft und löst die Diskussion aus, auf die er sich während der letzten Stunden vorbereitet hat. Über Lea sprechen, fällt ihm schwer. Es fühlt sich falsch an. Sie ist nicht hier und sollte selbst sagen, was sie möchte. »Wie kommst du denn auf *die* Idee?«, fragt Tom und sieht Finn mit gerunzelter Stirn an.

Der Doc nickt kaum merklich. »Gedankenlesen würde helfen.«

Frau Greta lächelt. »Ich denke, Finn kennt Lea gut, er kann sich in sie hineinfühlen, daher möchte ich gern etwas für einen gemeinsamen Versuch beisteuern.« Als sie erklärt, was sie vorhat, schweigen alle. Sie weiht Finn und die anderen nicht ein, warum sie diesen Weg gehen möchte. Das tun weise Frauen nie. Er vertraut ihrer Intuition und vermutet, die anderen würden dies ebenfalls tun. Finn hat eine Ahnung, die er nicht in Worte fasst.

»Okay, der Plan klingt crazy, aber einen Versuch ist es wert«, sagt Kurt mit Justus an seiner Brust. Der Kleine hat erstaunlich dichtes Haar und schläft während der gesamten Besprechung tief.

Finn streichelt mit einem Finger über eine seidenweiche Pausbacke und über das winzige Grübchen am Kinn. Auf Frauen soll Babygeruch wie eine Droge wirken. *Engelsduft,* hat er mal irgendwo gelesen und die Autorin als durchgeknallt abgetan, aber der kleine Justus duftet nach süßem Brot, Mandeln und Pfirsichen.

Justus öffnet ein Auge. Es ist blau.

»Und Ihr Kollege Eggersdorf hat nichts dagegen?«, fragt Marie.

Der Doc schüttelt den Kopf. »Warum sollte er? Unsere Ideen sprengen zwar seine Vorstellungskraft. Aber was kann denn schiefgehen?«

Kurt patscht Justus' Händchen zusammen. »Ick bin dabei.« Tom streicht sich über seine neue Kopfbürste. »Seid ihr sicher? Ich finde das genauso absurd, wie wenn Kalle hier hereinspaziert käme.«

»Also *mich* inspiriert der Gedanke«, sagt Badu.

Finn greift nach ihrer Hand. »Mich auch.«

»Trommelwirbel«, sagt Badu.

»Na denn, wie ihr meint«, sagt Tom und klingt sehr müde dabei.

Finn ist enttäuscht von ihm. Der Mann hat keinen Hintern in der Hose. Er hat mehr von ihm erwartet. Es geht doch um Lea.

»Also, wann legen wir los?«, fragt Finn.

Tag fünfzehn

Tom zieht den Vorhang vors Fenster, sperrt die Mittagssonne aus. Er setzt sich auf den Stuhl, klappt *Harold* auf, schaut Lea nicht an und liest ihr das Ende vor. »Das war's, Chérie.« Die Endgültigkeit in seiner Stimme schallt durch den Raum. Er lauscht, wartet in der Sterilität dieses Krankenzimmers auf ein Echo. Wartet vergeblich darauf, dass Lea ihn bittet, ihr morgen ein neues Buch mitzubringen. Kraftlos schlurft er aus dem Zimmer. Das war's. Er möchte nicht mehr allein mit Lea sein. Auch die Ruhe von Frau Greta und ihre verquere Ausdrucksweise zehren an seinen Nerven. Melody hat Recht. Wenn er sich noch länger unter diesen Verrückten aufhält, verliert auch er seinen Verstand.

Im Krankenhaus ist es später Nachmittag.

Auf der Leinwand befinden wir uns in der Nacht von Samstag auf Sonntag zu meinem achtzehnten Geburtstag. Ich mache mich erneut mit dem Zug auf den Weg in die Kleinstadt. Mutter wartet am Bahnhof, sie zupft an ihrem Blusenkragen herum und meidet jeden Körperkontakt. Im Taxi dehnt sich das Schweigen zwischen uns aus wie ein aufgepumpter Luftballon.

Warum habe ich nicht Brit um Hilfe gebeten?

Dr. Silke Müller – Frauenärztin – steht auf dem Schild an dem Haus mit der schmutziggrauen Fassade. Mutter klingelt. Es summt. Wir steigen eine halbe Treppe hinauf. Hintereinander betreten wir den Vorraum der Praxis. Die alte Standuhr im Wartezimmer zeigt eine Minute vor Mitternacht. Eine wohlbekannte Gestalt kommt auf uns zu, groß und ausgezehrt.

»Tante Fröhlich«, sage ich und verstumme vor Erleichterung.

Mutters Stimme hinter meinem Rücken ist leise und hart. »Klara war vor ihrer Heirat Ärztin. Dies ist die Praxis ihrer Schwester. Mehr musst du nicht wissen.«

Meine Tante Fröhlich, die meine größte Leidenschaft

teilt, von der ich die Liebe zum Kochen gelernt habe. »Damit du den Mann, den du mal heiratest, glücklich machen kannst.« Ich habe ihr Geplauder nicht ernst genommen. Bei dieser Vorstellung haben wir zusammen gelacht. Jetzt ahne ich: Sie hat das genauso gemeint! Die Heldin meiner Kindheit nickt nicht, sagt kein Wort, reicht uns keine Hand. Harte Kerben ziehen sich von ihren Mundwinkeln entlang bis zum Kinn. Ein grausamer Zug liegt um ihren Mund. Ich weiche vor ihr zurück.

Die Standuhr schlägt zur vollen Stunde. Die Schläge sind Schläge in meinen Bauch. Eins. Zwei.

Mutter schubst mich nach vorne. »Los!«

Drei. Vier.

»Aber …«

Fünf.

»Geh jetzt!«

Sechs.

Tante Fröhlichs Hände legen sich auf meinen Rücken. Ihre Kraft ist roh und ohne Zärtlichkeit.

Sieben. Acht.

Sie schiebt mich in einen Raum. Grelles Licht spiegelt sich in blank gewienerten Kacheln. Mein Gesicht gafft mich an, Vorwurf im Blick.

Neun. Zehn. Elf. Zwölf.

Ich bin 18.

Hinter uns fällt die Tür ins Schloss. Tante Fröhlich dreht den Schlüssel und zeigt auf den Gynäkologenstuhl. Sie fragt mich nicht, ob ich sicher bin, ob ich es wirklich tun will. »Zieh dich untenrum aus.«

Ich liege mit übereinander gekreuzten Beinen auf dem Stuhl, die Hände verkrampfen auf meinem Unterleib. Tante Fröhlich reißt meine Beine auseinander. »Ein bisschen spät fürs Schämen, oder?«

Ich fröstle an den Innenseiten meiner Schenkel. Sie schnallt meinen Oberkörper, meine Arme und meine Fußgelenke mit Gurten am Stuhl fest. Ihre Finger sind fischkalt.

Ich bäume mich auf. »Lass mich! Ich will hier weg!«

Sie drückt meinen Kopf zurück auf die harte Auflage.

»Mama!«

»Mund auf!«

Sie schiebt mir eine zusammengerollte Mullbinde zwischen die Zähne. Wenige Sekunden nach einem heftigen Stich in die Armbeuge falle ich in einen Dämmerzustand. In meinem Bauch strampelt etwas. Tief in mir höre ich den Embryo schreien.

Lilly!, denke ich den Namen meiner Großmutter.

Und plötzlich weiß ich: Was ich hier und jetzt tue, ist falsch. Mit weit geöffneten Beinen liege ich auf dem Rücken, ein Käfer, der noch nicht einmal hilflos um sich treten kann.

Die Spritze ist der Startschuss für die Hölle. Sie nimmt mir nicht das Bewusstsein. Tante Fröhlich hat die Narkose schwach dosiert. Sie stößt etwas in mich hinein, ein Sog erfasst meinen Unterleib, löst in meinem Innern Gegendruck aus, löst den Todeskampf mit Wucht aus. Tief in mir reißt etwas auf, reißt in Stücke. Es knackt, gefolgt von einem unermesslichen Schmerz. In meinem Kopf hämmert es. Kein Ton dringt aus meinem Mund.

Ich fühle genau, wann es vorbei ist. Eine dumpfe Welle geht durch meinen Bauch, dann ist es still.

Jetzt ist sie tot.

Im selben Augenblick gewährt mein Körper mir die unverdiente Gnade einer Ohnmacht.

Die Leinwand über meinem Krankenhausbett wird leer und weiß.

Tag sechzehn

Tom sitzt mit Melody in der *Eisinsel* in Heiligensee. Tom hebt eine Augenbraue. Melody lutscht an einem Strohhalm. Im Hintergrund steht eine riesige Plastiktulpe, an der Seite ein voluminöser Gartenzwerg mit lila Zipfelmütze. Auf Melodys sonnengelbem Kleid thront ein Eisschokoladenfleck.

Er beugt sich nach vorn über sein Zitrone-Minz-Sorbet, damit die Tischnachbarn nicht hören, wie er sie darauf aufmerksam macht, und scherzt: »Soll ich dir ein Beruhigungsmittel aus der Apotheke holen?«

Sie lacht, und Tom staunt, wie locker sie mittlerweile miteinander reden können. Seltsam ist nur, dass ihre Finger zittern.

»Lieber Himmel, was ist denn los?«, fragt er.

Melody wischt sich mit der Hand über den Hals. »Ich möchte mich von dir trennen.«

»Aber Melody, ich bin quasi ausgezogen, und wir sind kein Paar mehr, nicht wahr?«

»Offiziell, meine ich.«

Jetzt lacht Tom. Ordnung muss sein bei Melody Winkler.

Den Rest des Tages verbringt er allein am See. Morgen soll das Klinikspektakel stattfinden. Tom hat wenig Hoffnung auf eine Erweckung.

Ich bin froh, dass Tom heute nicht da war. Es hat keinen Sinn, wenn er sich überfordert.

Mein Unterleib schmerzt, als hätte Tante Fröhlich noch einmal darin herumgestochert.

Die Leinwand wird erneut lebendig.

Ich erwache von einem Klatschen. Tante Fröhlich gibt mir eine zweite Ohrfeige. »Aufwachen. Du kannst hier nicht schlafen. Runter vom Stuhl!« Ihre Augenbrauen bilden eine schwarze Linie. Die Gurte hat sie bereits gelöst. Sie hebt meine Beine herunter. Mein Unterleib brennt und pulsiert vor Schmerz. Ich sitze auf der Kante des Gynäkologenstuhls. Auf dem Boden steht ein Blecheimer, umringt von mit Blut getränkten Papiertüchern.

»Das war knapp. Du wärst beinahe draufgegangen. Und Kinder kriegen ist nicht mehr«, sagt Tante Fröhlich.

»Wo ist mein Baby? War es behindert? Es war ein Mädchen, oder?«, frage ich.

Sie greift nach dem Eimer und hält ihn mir hin. Ich

erkenne Stücke eines zerfetzten Körpers: eine winzige Hand, Knochen, Haut, Fleisch, Bruchstücke eines Kopfes. Das Unschuldswesen in mir hat diesen Horror bei vollem Bewusstsein erlebt, und ich kann mich nicht mit der Vermutung reinwaschen, dass es unter schwersten Behinderungen hätte leiden müssen. Das werde ich mir nie verzeihen. Meine Zunge schmeckt nach Metall, nach Eisen, nach Galle.

In der Frühe hält Finn Leas Hand. Sie ist so blass! Er fragt Dr. Eggersdorf: »Geht es ihr schlechter?«

»Nein.«

Frau Greta betritt das Zimmer mit einem Gedichtband. Sie legt das offene Büchlein mit der Innenseite auf Leas Bauch. Sie bettet eine Hand darauf, die andere über Leas Herz. Ihre Stimme hypnotisiert Finn.

Ich wollte Dich vergessen
und Dein Leid
Schuld, die auf mir lastet
Scham, die ich nicht teilen kann
Trauer, die mich frisst
Schmerz, den ich verdiene.

Frau Gretas Worte sickern in die Kühle des Krankenzimmers. Leas kleiner Finger zuckt.

»Haben Sie das gesehen?«, fragt Finn.

»Ja.«

Finn küsst Lea auf die Stirn. »Mach's gut. Ich fahre jetzt

mit Kurt und den *Riders* an einen See in Brandenburg, mal das Hirn durchlüften.«

Kraft tanken für den großen Plan.

Morgen ist der Tag X. Sein Herz rast bei dem Gedanken. Gemeinsam schaffen wir das. Hoffentlich.

Frau Gretas Worte bohren sich wie Nägel in meinen Schoß.

Auf der Leinwand schleppe ich mich aus dem Schlachtraum. Ich presse meine Hände auf den Unterleib und will mich in die Arme meiner Mutter sinken lassen. Sie tritt zur Seite, wehrt mich mit erhobenen Händen ab. »Wage dich nie wieder in meine Nähe.« Das anschließende »Mörderin!« ist nur ein Flüstern, aber ich höre es und möchte sterben.

Das war ihre Bedingung: Ich muss sofort zu meiner Arbeitsstelle nach München zurückfahren. Ich darf mich nicht in meinem Elternhaus ausruhen, darf mein Heimatdorf nie wieder betreten.

»Das Taxi ist da«, sagt Tante Fröhlich.

Ich stehe im Licht der Straßenlaterne und betrachte die schiefgelaufenen Cowboystiefel der Fahrerin, die Zacken im Reifenprofil des Wagens und die verbogene Metallleiste an der Tür.

Mutter nennt meine Adresse. »Hier sind hundert Euro. Fahren Sie bitte das Mädchen nach München.« Sie schiebt mich mit dem Rücken zuerst hinter den Beifahrersitz.

Meine Füße stehen noch draußen auf dem Bürgersteig. Ich fasse nach ihrer Hand. Sie biegt meine Finger einzeln nach hinten, löst sie mit Gewalt von ihren, das Gesicht verzerrt vor Ekel, vermutlich bin ich für sie eine mit giftigem Schleim überzogene Qualle. Mein Ellenbogen knallt gegen die offene Tür.

»Mama!«

Ihr Rücken strafft sich. Ihre Schuhe klacken auf dem Asphalt. Ich stöhne auf. Brit hätte mich jetzt nicht allein gelassen.

»Hey, Lady, warten Sie!«, ruft die Taxifahrerin und erntet nur Schritte, die allmählich verstummen. Sie schüttelt ihren Wuschelkopf. »Herzchen, die Leiche im letzten Tatort sah gesünder aus als du.«

Ich will mit meiner Hand den Fleck auf meinem Oberschenkel verdecken. Sie fasst mich am Gelenk, fühlt meinen Puls und entdeckt das verkrustete Blut auf der Hose. »Du gehörst ins Krankenhaus.«

»Bitte nicht. Die schicken meine Familie ins Gefängnis.«

»Auch das noch.«

Unsere Blicke begegnen sich. »Du kommst aus der Gyn-Praxis drei Häuser weiter, oder?«

Ich kneife die Lippen zusammen und schaue zur Seite.

»Haben sie dir Schmerztabletten mitgegeben?«

»Brauche ich nicht.« Ich ziehe die Kapuze meines Pullis über den Kopf.

Sie scannt meine Jeans ab, den leeren Sitz neben mir. »Binden hast du auch keine.«

Sie hebt meine Beine in den Wagen und schnallt mich an. »Okay, ich gehe zur Apotheke. Rühr dich nicht vom Fleck.«

Das Taxi holpert über Kopfsteinpflaster. Ich kippe weg und wache erst wieder auf, als der Wagen mit einem Ruck hält.

»Du wohnst im Hotel?«

»Ich koche hier.«

Die Fahrerin hilft mir aus dem Auto. »Ich bin die Gitte.« Sie fasst mich unter. In meinem Zimmer zieht sie mich bis auf Unterhemd und Slip aus. Ein gelber Zettel rutscht aus meiner Hosentasche. Sie hebt ihn auf und murmelt vor sich hin. »Magenschleimhautentzündung. Ja, is klar, ne. Und wir sind Papst. Ich bringe morgen deinem Chef den Wisch.« Sie schickt mich ins Bad. Als ich wieder rauskomme, hält sie ein Glas Wasser in der einen Hand, in der anderen eine Kapsel. Meine Zunge klebt am Gaumen. Ich nehme das Glas, würge die Tablette hinunter und sinke auf die Matratze. Gitte zieht den Stuhl neben das Bett, sitzt da und schweigt.

Am nächsten Morgen ist sie weg.

Ich dämmere dahin. Das Zimmer hat – außer meiner Privatkleidung – keine persönliche Note, keine Familienfotos. Die Leere in meinem Bauch ist riesig. Manche bezeichnen einen Embryo im Frühstadium als Zellklumpen. Ich wusste bereits vor dem Eingriff, dass ab dem einundzwanzigsten Tag ein Herz schlägt und in der zwölften Woche eine menschliche Gestalt erkennbar ist. Trotzdem habe ich gehofft, ich käme davon, ich habe gedacht: Ich lasse es wegmachen und bin das Problem los. In den Träumen sehe ich mein Kind vollständig in einem Eimer, nackt und blaugefroren, sein Atem ein winziger Hauch in der Luft.

Eine Kollegin bringt mir vier Tage lang morgens und

abends Schonkost, Kamillentee und Wasser. Unter die Dusche schaffe ich es mit Hilfe von Gitte. Ich weiß nicht, warum sie immer wieder zu mir kommt und nach mir schaut.

Am dritten Abend sitzen wir vor ihrer Schicht nebeneinander auf meinem Bett. »Es ist über ein Vierteljahrhundert her. Ich war sechzehn, mein erster Freund dreiundzwanzig. Wir lebten in Dresden. Als ich schwanger wurde, sagten meine Eltern ›Komm schon, du bist zu jung. Geh erst mal in die Lehre.‹«

Das Fenster steht offen. Ein steter Strom Autos fährt unter dem Zimmer vorbei.

»So einfach war das?«, frage ich.

Gitte nickt. »In der DDR hast du Abtreibung und Pille gratis auf Rezept bekommen. Kräftig Lachgas einatmen und dann war's auch schon vorbei. Niemand hat mir Vorwürfe gemacht. In dieser Hinsicht waren wir bindungslos. Was zählte, war die Gesellschaft. Ich kannte Frauen, die es bereits mehrmals getan hatten. Wirklich geredet haben wir darüber nicht, jedenfalls nicht über unsere Gefühle. Wahrscheinlich gab es doch eine Art Scham. Wir waren so stolz auf das Selbstbestimmungsrecht. Der Staat wusste doch, was er tat, oder? Ich habe damals aus rein praktischen Erwägungen heraus eine Entscheidung getroffen.«

»Tat es weh?« Ich lege beide Hände auf meinen Bauch.

»Oh ja! Nach dem Eingriff zog es wahnsinnig in meinem Unterleib, und in der folgenden Nacht hatte ich Schmerzen ohne Ende. Noch monatelang fühlte ich mich beschmutzt und konnte keine Berührungen ertragen.« Sie verstummt. Das Fenster schlägt zu. Gitte steht auf und verriegelt es. Sie schiebt die Hände in die Gesäßtaschen ihrer Jeans. »Ich verurteile niemanden. Jede Frau soll selbst über ihren Körper entscheiden. Aber ohne seelischen Beistand kann die Sache zu einem Horrortrip werden. Chirurgen stufen diesen Eingriff als minimalinvasiv ein, aber er schlitzt dir die Seele auf.«

Ich betrachte meine Hände, spreize die Finger auf meinem Bauch. Der Nagel am rechten Daumen ist eingerissen. »Was hat dein Freund dazu gesagt?«

Gitte zuckt mit den Schultern. »Der ist kurz nach der Wende nach Südamerika ausgewandert. Hat mich nicht einmal gefragt, ob ich mitkommen möchte. Mir ging es noch Jahre danach schlecht. Bis ich einer Frau begegnete, die offen über ihren Schmerz gesprochen hat. Von ihr habe ich gelernt, wie ich meinen Verlust bewältigen kann.«

Scheiße, Brit, du fehlst mir!

Gitte setzt sich wieder neben mich. Ich greife nach ihrer Hand. Sie umarmt mich, und dann brechen die Tränen aus mir heraus, laufen über mein Gesicht den Hals hinunter und wollen nicht mehr aufhören zu fließen. »Lilly«, heule ich. Ich drücke mein Kinn an Gittes Schulter und spüre die Wärme einer Fremden, die mich mehr als jeder andere in der Welt versteht. »Ach, Herzchen. *Lilly?* Es ist gut, wenn du ihr einen Namen gibst. Sprich mit ihr, bitte sie um Verzeihung.« Gitte tätschelt meinen Rücken und steht auf. Die Tür schließt sich hinter ihr.

Wovon redet sie? Wie soll mir mein totes Kind verzeihen? Ich verdiene Strafe. Und wenn das heißt, dass ich nie Chefin de Cuisine werde, dann ist das die gerechteste aller Strafen. Ich verdiene diesen Schmerz, habe jedes Recht auf Frieden bis in alle Ewigkeit verwirkt. Wie kann ich Puck verurteilen? Ich habe einen Teil von ihm umgebracht. Mir steht es nicht zu, ihn wegen Stalking bei der Polizei anzuschwärzen.

Die Leere in meinem Bauch füllt sich mit Tränen, dehnt sich aus, als wäre der Embryo noch dort. Weinen geht nicht mehr. Mit Lilly sprechen? Ich will ihren Namen nicht mehr sagen. Ich will dieses Kind vergessen. Ich schiebe die Bilder in meinem Kopf von mir, verdränge Tante Fröhlich und die sterilen Kacheln in der Kleinstadtpraxis aus meinen Gedanken. Ich will den Eimer vergessen. Allmählich werden mein Körper und meine Sinne taub. Nach fünf Tagen bleibt die Binde trocken. Ich stehe auf, stelle mich unter die Dusche, schrubbe die Blutschande von meinem Körper und gehe zur Arbeit.

Eiszeit. Gefühle lassen sich abstellen, wenn man eine Mauer um sich herum baut.

Ich vermisse nicht einmal mehr Brit.

Zurück in meinem Wachkomabett fühlen die Glieder sich steif an. Ich möchte mich bewegen, mich selbst schlagen, ins Gesicht, in den Bauch, meinen Kopf gegen die Wand rammen.

»Täubchen«, sagt Golo an meinem Ohr. Er legt eine feuchte Hand auf meinen Arm. Ich will mich aufbäumen, in das gerötete Gesicht spucken, diesen Hals würgen. Meine Lungen ziehen sich zusammen. Ich bekomme keine Luft.

Ich ersticke! Hilfe!

»Glauben Sie mir, Frau Osterbeck, Sie können ohne

Taucherglocke atmen«, sagt David in meinem Kopf. »Versuchen Sie es. Kriechen Sie heraus.«

Ich dehne meinen Brustkorb, unter einer Haut, die allmählich zu meinem Sarg wird. Atem durchflutet mich, dreckig süßer Vanillegestank und dreckig süßes Marihuana.

Tag siebzehn

Draußen dämmert es. Tom würde am liebsten weglaufen, raus aus diesem Krankenhaus, aus dieser Stadt, aus diesem Land. Er steht im Schatten. Diffuses Licht breitet sich im Gang vor Leas Zimmer aus, fällt auf die beiden Ärzte, Frau Greta, Finn, den Motorradhippie Kurt, Badu und Marie. Justus hängt in einem Wickeltuch vor Maries Bauch und schläft. Neben Badu steht ihre Buschtrommel.

Dr. Eggersdorf sagt: »Ich komme mir vor wie ein verrückter Voodoo-Priester. Aber gut, wir machen das.«

Offensichtlich teilt er Toms Skepsis. Die anderen gucken wie Kinder vor ihrem ersten Chemieexperiment. Badu und Finn grinsen. Frau Greta hat gerötete Wangen und klare Augen.

»Du wirst es überleben, mein Freund«, sagt David Kieselstein.

»Na denn los!« Dr. Eggersdorf öffnet die Zimmertür. Tom folgt den anderen zu Leas Bett. Dr. Eggersdorf wischt ihr mit einem feuchten Schwämmchen den Mund aus und hält ihn offen.

Vanillegeruch kriecht in Toms Nase, und er treibt einen Schwall bitteren Speichel zurück in seinen Hals.

Dr. Eggersdorf schiebt Leas Lippen zusammen und tritt unter Stirnrunzeln zurück.

Badu setzt sich auf einen Stuhl, die Djembe zwischen ihren Schenkeln. Was das bloß soll.

Frau Greta tritt ans Bett. Sie legt den Gedichtband offen an den Matratzenrand und erhebt ihre Stimme:

»Ich wollte Dich vergessen
Und mit Dir
mein Alles.
Kannst Du mir vergeben?
In dieser Hoffnung
bleib ich Dein.«

Vermutlich versteht außer ihr niemand den Sinn dieser Zeilen. In der Stille des Raumes angekommen, stehen alle stumm da. Keiner berührt das Bett.

Leas Ausdruck verändert sich kein bisschen.

Heilige Scheiße!

Einen Augenblick lang gibt Finn Eggersdorf recht:

Wir sind verrückt.

Als sich Marie auf Leas Bett setzt, tritt Finn von einem Fuß auf den anderen.

Menschenskinder, das hier muss einfach klappen!

Finn und die anderen fassen sich um das Bett herum

an den Händen. Außer Tom und Eggersdorf. Finn greift nach Toms Fingern.

Eggersdorf fragt: »Echt jetzt?«

Frau Greta sagt: »Beklage dich nicht über die Dunkelheit. Zünde eine Kerze an.«

David nickt.

Eggersdorf seufzt, und der Kreis schließt sich um Lea, Marie und das Baby.

Marie schiebt Leas Decke nach unten zum Bauchnabel und das Krankenhausnachthemd hoch bis zu den Brüsten. »Hey, Lea, Justus möchte dich kennenlernen. Wir wissen nicht, ob du ihn hörst oder siehst. Aber vielleicht spürst du ihn.« Sie holt das Baby aus ihrem Tragetuch, zieht es bis auf seine Windel aus. Der Kleine lässt sich das ohne einen Laut gefallen und blickt neugierig in die Gegend. Sein Blick bleibt an Leas Gesicht hängen. Er greift nach ihrer Nase. Marie legt den Kleinen mit dem Bauch auf Leas bloße Haut und deckt ihn bis zum Hals zu. Justus schmiegt seine Wange an Lea und schiebt seinen Daumen in den Mund.

Badus Hände schlagen den Takt auf der Djembe. Er schwillt an, wird schneller, hypnotischer.

Finn spürt den Boden unter seinen Füßen. Die Hände seiner Freunde vibrieren an seiner Haut. Er versinkt im Trommelwirbel. Er verliert Erde und Zeit. Alle atmen gemeinsam in einem endlosen Strom.

Ein und aus. Ein. Aus.

Sie starren Lea und das Baby an, wie es früher Kalle getan hat, wenn er einen Patienten aus der Gedächtnislosigkeit holen wollte.

Er hat das nicht nur bei Tom geschafft.

Finn schließt die Augen.

Das Getrommel nervt Tom. Die Luft ist schlecht. Ihm wird schwindelig. Gleich muss er sich übergeben. Er zerrt an Finns und Kieselsteins Händen. Sie lassen nicht locker. Vor allem der Griff des Hundetrainers hält ihn fest umklammert. Er blinzelt Eggersdorf an, er schaut zu Badu.

Alle haben die Augen geschlossen. Toms Körper schwankt, als hätte er plötzlich kein Gewicht mehr auf den Knochen.

Und dann geschieht das Unfassbare.

Das kann nicht sein!

Tom lacht wie ein Irrer. Vielleicht ist er das schon längst.

Also ist die Amnesie ein Geschenk, eine Gnade. Unverdient. In Wahrheit war es nicht mein Halbbruder, den ich aus meiner Erinnerung radieren wollte, sondern ein Wesen, das sich in mir eingenistet hat, das wachsen wollte, das leben wollte; das einzige Kind, das ich je haben werde. Meine Angst vor Puck, die Flucht und dass ich drei Mal meine geliebte Arbeit und Freunde verloren habe: alles Strafe. Verdient.

Ich werde niemals Frieden finden. Gut so!

Dieser nutzlose Körper ist mein Gefängnis. Es wird keinen Tunnel für mich geben, kein Licht, nur diese maßgeschneiderte Privathölle, die enger ist als der kleinste Sarg. Ich bin Gemüse bei vollem Bewusstsein.

Gerecht!

Lilly habe ich nicht den Hauch einer Chance gegeben. Mutter und Tante Fröhlich werden frohlocken.

Zeit zu sterben.

Bloß, wie geht das?

Ich möchte meine Tochter sehen.

Nicht einmal das habe ich verdient.

Die Tür klappt auf. Viele Schuhe laufen zu meinem Bett. Die ganze Bande, sogar Badu.

Eggersdorf befeuchtet meinen Mund.

Was habt ihr vor?

Frau Greta tritt an mein Bett, ihre Stimme klingt sanft, ihre Worte stolpern in mein Herz. Ich sende sie weiter an Lilly.

Hey, Marie! Was machst du?

Nicht! Nimm das Baby von mir, sonst stirbt es womöglich auch!

Zart berührt Justus meinen Bauch, wiegt schwer, und mir wird heiß. Ich will ihn abwerfen wie ein Bulle den Cowboy, der auf ihm reitet. Ich bocke. Ich schreie. Niemand hört mich. Im nächsten Moment friere ich. Im Innen zittern meine Muskeln.

Lilly! Wo bist du?

Wieder schießt ein Schwall Wärme in meinen Körper. Das kleine Wesen auf meinem Bauch schmatzt hingebungsvoll. Seine Spucke tropft auf meine Haut.

Badu schlägt auf ihre Djembe. Der Trommelrhythmus erfasst mich, er trägt mich. Er verschmilzt mit dem Takt in meiner Brust. Das Herz des Babys pocht an meinem Herzen. Alle Herzen in diesem Raum klopfen im Einklang mit der Djembe.

Für mich. Für Lilly.

Kannst du mir vergeben?

Meine linke Schläfe wird feucht.

Finn weiß nicht, wie viele Minuten vergangen sind, wie lange er, die Therapeuten und die Freunde schon mit verschlungenen Händen um Leas Bett stehen, als Tom in ein lautes Gelächter ausbricht. »Das glaube ich nicht!«

Finn erwacht aus seiner Trance.

In Zeitlupe löst sich aus Leas Augenwinkel eine Träne und läuft an ihrer Schläfe hinunter. Tom reißt seine Hand aus Finns Hand und hustet.

Finn fällt Kurt um den Hals. »Heiliges Löschgeschwader!« Alle hüpfen wie Kinder. David und seine Frau fassen sich an den Händen und jubeln.

»Beim Hippokrates!« Eggersdorf guckt, als wäre Lea aus dem Jenseits zurückgekehrt und erklärt: »Ab heute glaube ich an Wunder.«

»Und das bedeutet jetzt?«, fragt Marie.

»Nun, die Chance, dass Ihre Freundin aus dem Koma aufwacht, ist in den Bereich des Möglichen gerückt.«

Badu grinst. »Den Göttern sei's getrommelt und gepfiffen!«

»So, Lea, jetzt bist du dran. Streng dich an. Du schaffst das.« Tom sieht aus wie der Weihnachtsmann, wenn er durch den Kamin jodelt.

»Wir lieben dich«, bricht es aus Finn heraus, und sein Atem stockt bei diesem Satz. Es ist eine Ewigkeit her, dass er diese Worte gesagt hat.

David lächelt. »Kinder, darauf trinken wir nachher, ich lade euch ein. Rudolf, was hat deine Kantine zu bieten?«

Eggersdorf schüttelt den Kopf. »Gemach, gemach, mein Freund, noch ist nichts entschieden.«

»Ach was, du alter Griesgram, die Träne ist ein Wunder. Und wo ein Wunder ist, gesellt sich ein zweites hinzu.«

»Quantenphysik, Gesetz der Anziehung, mein Lieber«, sagt Frau Greta.

Der Chefarzt schüttelt wieder den Kopf. Dieses Mal lächelt auch er.

TEIL DREI

»Erinnern ist nicht immer ein Segen«, sagte Finn einmal.
Mein bester und einziger Freund hat verdammt recht.

Das Deckenlicht blendet. Alle lachen und sind zum Bersten fröhlich, obwohl es nichts gibt, über das man sich freuen sollte.

Meine Augenlider wiegen eine Tonne, sie haben so lange offen gestanden, jetzt will ich sie nur noch schließen.

Ich schließe sie tatsächlich. Plötzlich kann ich das.

Aus einem traumlosen Schlaf komme ich zu mir, benommen, die Glieder hart. Die Luft liegt schwer auf meiner Brust. Es stinkt stärker denn je nach Desinfektionsmittel und Vanille. Ich drehe meinen Kopf und wundere mich, dass ich es kann. Meine Augen brennen. Ich blinzle. Ein Gesicht taucht vor mir auf, ohne Konturen.

Eine Stimme sagt: »Frau Osterbeck, Sie sind wieder bei uns. Schön. Wissen Sie, wer ich bin?«

Ich bewege meinen Kopf zu einem leichten Nicken.

»Ich bin Dr. Rudolf Eggersdorf. Frau Greta meint, es gibt Wunder. Sie sind auf alle Fälle eins.«

Ich will mich hochstemmen, fahre Karussell und kann nicht aussteigen. Ich will etwas sagen, huste, gurgele.

»Langsam! Sie sind gerade aus einem siebzehntägigen Koma aufgewacht. Haben Sie Durst?« Er setzt einen Becher an meine Lippen. Wasser spritzt auf das Klinikhemd. Ich trinke mit vorsichtigen Schlucken. Der Schwindel lässt nach. Meine Nase kribbelt. Ich niese, und Schmerz durchzuckt meinen gesamten Körper. Schleim verstopft meine Atemwege. Der Rachen zieht sich zusammen. »Luft!« Meine Stimme krächzt.

Eggersdorf zieht mir die Pflaster mit einem Ruck vom Gesicht und entfernt den Nasenschlauch.

»Atmen Sie!«

Er drückt mir Zellstoff ins Gesicht.

»Putzen Sie sich die Nase.«

Er stützt mich, und ich trompete in das Papiertuch. Er hält mir eine Nierenschale hin. Ich huste gefühlt ein Kilo nach Vanille stinkenden Rotz hinein und lache. Meine Schleimhäute brennen.

Ich lache.

Eggersdorf stimmt ein.

»Ich hatte … einen Alptraum. Wo ist … David?«

Dr. Eggersdorf greift in seine Kitteltasche und drückt eine Taste auf seinem Handy. »David, deine Lieblingspatientin ist aufgewacht. Ihre ersten Sätze galten dir.«

Der Arzt klappt das Handy zu und lächelt mich an. »Na, das ist eine große Freude. Dann werden wir in den nächsten Tagen prüfen, wie gut Sie körperlich und geistig das Koma überstanden haben und uns um einen Rehaplatz für Sie kümmern.«

Nach zwei Wochen in der Rehaklinik werde ich ungeduldig. Mein Körper fühlt sich immer noch an, als hätte ich mir alle Knochen auf einmal gebrochen. Jeder Schritt, jede Bewegung bedeutet Schmerz. Der Muskelaufbau an den Geräten ist besonders mühsam. Zum Glück hat der Trainer die Ruhe eines Faultiers.

Tom besucht mich wieder regelmäßiger, meist am Morgen, nach der Frühstücksroutine. Seitdem ein paar Freunde seines Schulkameraden ihn für Fotosessions gebucht haben, wirkt er aufgeräumt.

Vor meinem Balkon hängt Nebel, als ich an diesem Morgen aufwache. Bräsigsüßer Rauch dringt in meine Lungen. Ich bin nicht allein. Eine Gestalt sitzt neben mir auf dem Bett. Sie hält meine Hand. »Jetzt ist alles gut.«

Ich ziehe meine Hand weg. »Verpiss dich! Hilfe!«

Tom stürzt ins Zimmer. »Verdammt, Golo!«

Golo umarmt mich, sein Kifferatem an meinem Mund. »Täubchen.«

»Geh endlich weg!«

»Lassen Sie sie los«, sagt Tom.

»Unsere Liebe heilt alle Wunden«, sagt Golo, seine Lippen an meinem Ohr.

Tom ruft David an.

Ein paar Minuten später ist er da.

Tom steht als Schutzschild vor mir.

Golo läuft vor uns auf und ab, fuchtelt mit den Händen und gesteht mir zum wiederholten Mal seine klebrige Liebe.

»Verdammt, Puck, halt endlich die Klappe! Hast du nicht schon genug angerichtet?«

»Puck?«, fragen Tom und David, als hätten sie eine Stimme.

»Du bist aufgeflogen, Bruder.«

Golos Bewegungen frieren ein. »Du erinnerst dich?«

Ich wende mich Tom und David zu. »Darf ich vorstellen: Mein Halbbruder Golo. Sein Spitzname ist Puck.«

Tom bekommt Flecken im Gesicht. »Wie bitte? Soll ich gehen? Willst du die Familienangelegenheit unter euch ausmachen?«

»Auf keinen Fall.«

Tom fixiert Golo. »Was bist *du* denn für ein Arschloch?«

David schaut finster, eine Gewitterwolke in meinem Zimmer. »Ich fasse es nicht. Ihnen habe ich die Betreuungsvollmacht unterschrieben.«

Jeder Muskel in meinem Körper ist angespannt. »Oh ja, und ich erinnere mich sehr genau an deine Verfolgungsjagden.«

»Aber ...«, sagt Golo.

Ich atme aus. »Du bist ein widerlicher Stalker! Obwohl ich deine Halbschwester bin, hast du all die Jahre nicht lockergelassen. Aber da liegen noch ein paar Dinge im Dunkeln. Dinge, über die du mich als mein angeblicher *Ehemann* nicht informiert hast: Was ist aus meiner Arbeit im Restaurant und meiner Wohnung in Bad Homburg geworden? Wohlgemerkt: Nicht *unser* Haus in Brandenburg, sondern *meine* Wohnung in Hessen! Selbstverständlich hatte ich einen Gasherd. Ich bin Köchin und keine Kindergärtnerin. Und ich bin nicht auf den Gasherd gefallen und habe auch nicht bekifft das Haus abbrennen lassen. Im Gegensatz zu dir habe ich nie geraucht, und einen Joint schon gar nicht.«

Sein Gesicht, dieses Seehundtränentier, kommt in Bewegung.

Ich beuge mich nach vorn und hebe eine Faust. »Wehe, du heulst los. Dann hau ich dir eine rein.«

Er zuckt zurück.

»Bleib, wo du bist. Das übernehme ich«, sagt Tom.

David drückt Golo auf den Stuhl vor dem Bett. »Reden Sie, Sie Falschspieler. Was haben Sie getan? Wagen Sie es nicht, mich noch einmal anzulügen!«

Golo hält beide Hände vor seinen Körper. »Job und Wohnung habe ich per Einschreiben gekündigt.«

»Wie bist du zu der Trauungsurkunde gekommen?«, frage ich.

»Gefälscht. Wir tragen ja denselben Nachnamen.«

»Wie praktisch. Was hast du dir bei der Aktion gedacht?«

»Ich konnte ohne dich nicht mehr sein. Ich wollte mit dir in Berlin als Ehepaar leben. Aber vorher musste ich Spuren verwischen, dir einen neuen Pass besorgen, uns ein neues, gemeinsames Leben aufbauen. Dafür brauchte ich Zeit. Und nach der Pleite von Papas Firma musste ich Geld für eine gemeinsame Existenz auftreiben. Deine Amnesie war eine Chance, die uns geschenkt wurde, verstehst du denn nicht?«

»Ich verstehe nur, dass du mich verschleppt hast. Wieso nach Berlin?«

»Ich wollte möglichst weit weg von zu Hause. Eine fremde Umgebung erschwert das Erinnern. Außerdem habe ich als Kind mit meiner Mutter hier gelebt.«

»Schönen Dank auch. Und dann noch meine Freunde bestehlen.«

»Du wolltest aus Heiligensee nicht raus, obwohl das alles ganz anders geplant war. Da dachte ich, wenn ich Zwietracht zwischen euch säe und ihr euch gegenseitig nicht mehr über den Weg traut, kommst du zu mir zurück. Auf mich kannst du dich immer verlassen.«

»Warum haben Sie unsere Klinik ausgewählt, wenn Sie Lea gar nicht helfen wollten?«, fragt David.

»Na, warum wohl? Die Märchenmedizin, die bei Ihnen praktiziert wird, entbehrt jeglicher Wissenschaftsgrundlage. Ich war sicher, dass Ihr Klinik-Hokuspokus Lea nicht helfen würde. Ich habe gehofft, nach vielleicht ein paar Monaten, spätestens in einem halben Jahr, würde sie mich wieder lieben, mit mir zusammenziehen und von ihrer Vergangenheit nichts mehr wissen wollen.«

»Tja, dein Pech, Puck. Dank der Hilfe von kompetenten Hexen und Zauberern bin ich wieder da. Ich erinnere mich sehr genau an meine Flucht von einer Stadt zur anderen und auch daran, dass du keinen Sanitärhandel hast, sondern Dachdecker bist und niemand mehr deiner Familie einen Auftrag geben will. Außerdem erinnere ich mich an etwas, das ich dir bisher verschwiegen habe. Du sollst es jetzt erfahren.«

Golo, der traurige Boxerhund, duckt sich.

Tom lehnt an der Wand.

Kieselstein hat seine professionelle Gelassenheit verloren.

»Ich war schwanger«, sage ich.

Golo will aufstehen.

Tom und Kieselstein drücken ihn zurück auf den Stuhl.

»Wie, *schwanger?*«, fragt mein Pseudo-Ehemann.

»Soll ich es dir buchstabieren? *Schwanger!* Mit siebzehn. Zwei Monate nach dem Beginn meiner Lehre war ich in der vierzehnten Woche. Und wenn du jetzt fragst, ob es tatsächlich von dir war, Puck, dann drehe ich dir den Hals um.«

Seine Wangen sehen aus wie die Haut eines gekochten Hummers. »Wo ist unser Kind?«

»Na, rate mal.«

»Du hast es …?«

Ich nicke.

»Aber es war doch auch mein Kind.«

»Eben. Denk nach – du bist mein Halbbruder. Hättest du ein behindertes Kind gewollt?«

Kieselstein seufzt.

»Wann? Wer? Wie?«, stottert Golo. Sein Teint wechselt die Farbe zu einem fahlen Leichentuch.

»Das willst du nicht wissen. Und jetzt verschwinde aus meinem Leben.«

Entschuldige bitte, Lilly, ich stehe zu dir. Das muss Golo aber nicht wissen. Ich will ihn nie mehr wiedersehen.

Mein Plan geht auf: Pucks Hände zittern. Ich lasse ihn Mutter und Tante Fröhlich zuliebe über die Details im Unklaren. Er steht so langsam auf, als würden Stahlträger auf seinen Schultern lasten. »Wer bist du, Lea?«

Mit diesem Satz trifft er mich mehr, als er wissen kann, mehr, als wenn er mich anschreien oder mich schlagen würde. Das ist in Ordnung. Er hat Schatten unter den Augen, die sich vermutlich in den nächsten Jahren zu Tränensäcken entwickeln werden. Tom und David nehmen jeder einen Arm und führen ihn weg. Er wehrt sich mit keiner Geste. Langsam und mit krummem Rücken verlässt er den Raum.

»Du meine Güte«, sagt Tom, als er und David ohne Golo zurückkehren, »Glaubst du, wir sind ihn los?«

Ich zucke mit den Schultern.

»Möchten Sie reden?«, fragt David. Ich nicke.

Tom legt eine Hand auf meinen Arm. »Soll ich gehen?«

Ich schüttle den Kopf.

David greift einen kurzen Moment lang nach meiner Schulter.

»Ich bin eine Mörderin«, sage ich.

Tom holt mir ein Glas Wasser. Ich trinke es halb leer und stelle es auf den Nachttisch.

»Sie waren minderjährig und Golo Ihr Halbbruder. Was hätten Sie tun sollen?«, sagt David.

»Er hat mich nicht gezwungen. Wir haben uns geliebt.«

Wirklich?

Ich erinnere mich, wie durcheinander ich in der Pubertät war, wie sehr ich mich nach Liebe sehnte, nach fremder Haut auf meiner Haut, tief in mir dieser undefinierbare Hunger. Diese überbordende Lust, die nicht an Moral dachte, verwirrte mich zutiefst. Ich wusste nicht, wohin mit mir. Meine Gefühle tanzten Tango, fanden nirgendwo ein Echo, nicht im Dorf, nicht in der Schule. Zu Hause erklärte mir niemand, warum mein Körper sich nach Berührung sehnte, was da in mir tobte, für die Erwachsenen war ich mit siebzehn noch ein Kind, Lust durfte ich lediglich auf Milchreis haben.

Tom lehnt sich mit einem Ruck an den Schrank neben meinem Bett und betrachtet seine Schuhe.

Mein Gesicht wird heiß. Ich senke den Kopf. »Meine Freundinnen, mit denen ich mein ganzes Leben verbracht hatte, zogen nach München und gingen zur Uni.« Ich erzähle ihnen, wie einsam ich mich gefühlt habe, wie liebevoll Golo war, von seinem Verständnis für meine Kochleidenschaft, von meinen Eltern, von Tante Fröhlich.

»Aha«, sagt David.

Die Schranktür hinter Tom knarrt. »Es tut mir leid, Lea, aber ich muss an die frische Luft.« Seine Wangenmuskulatur arbeitet.

Ich schlucke. »Geh nur.«

Er schließt die Tür hinter sich. Meine Kehle wird eng. *Verliere ich dich?*

David sagt: »Ihre Geschichte ist schwer verdaulich. Lassen Sie Herrn Winkler Zeit.«

»Sicher.« Ich kann ihn nicht ansehen und schaue an ihm vorbei auf die Wand, die keine Leinwand mehr ist. »Mein Halbbruder hat mich von München nach Frankfurt und von Frankfurt nach Bad Homburg verfolgt. In München erfuhr er von einem neugierigen Zimmermädchen, dass ich übers Telefon ein Ticket ohne Rückfahrt nach Frankfurt gebucht habe. Meine zweite Flucht war dilettantisch. Bad Homburg liegt in der Nähe von Frankfurt. Tief in mir drin wollte ich vermutlich, dass er mich findet. Ich wollte meine Schuld bezahlen. Was ich getan habe, kann ich nie wieder gut machen.«

»Bitte, Frau Osterbeck, gehen Sie nicht so hart mit sich ins Gericht. Geschwistern, die nicht miteinander aufgewachsen sind, fehlt häufig die Distanz. Sie können sich zum Beispiel im Sinne des Wortes wesentlich besser riechen, als sonst in der eigenen Familie üblich. Da bricht schon mal die natürliche Barriere weg. Als Sie schwanger wurden, haben Sie keinen anderen Ausweg gesehen. Wir halten uns für aufgeklärt. Dennoch: Es gibt kaum professionelle Beratungsangebote für Schwangere, die am Scheideweg stehen und die nach einem Abbruch dringend seelischen Beistand brauchen. Geben Sie Ihrer Trauer Raum. Haben Sie Geduld mit sich. Die Traurigkeit wird nur langsam – vielleicht nie ganz – vergehen, aber mit einem Tropfen Wehmut werden Sie leben können. Möchten Sie leben, Lea?«

Seine Worte erinnern mich an Dr. Eggersdorf. Sie hätten auch von der Taxifahrerin stammen können. Ich erzähle ihm von Gitte. »Sie war eine Fremde. Aber ohne sie hätte ich vielleicht nicht überlebt.«

»Schutzengel sind sehr erfinderisch.«

Ich schaue ihn an und bin froh, dass er da ist. Er sitzt neben meinem Bett auf dem Stuhl. Seine Brille auf der Nasenspitze, faltet er die Hände im Schoß. Sein Blick ist warm und voller Mitgefühl.

Ich seufze. »Ja, das sind sie. Ich würde gerne in der Klinikküche kochen helfen.«

Einige Tage später darf Lea wieder in ihr Zimmer am Heiligensee. David Kieselstein informiert Tom per Telefon. »Damit Sie Bescheid wissen, lieber Herr Winkler«, sagt er. »Selbstverständlich darf sie weiterhin im Rahmen des Langzeit-Gedächtnislosen-Programms in der Klinik wohnen, bis sie ihren Weg in die Welt gefunden hat. Ich helfe ihr gern dabei.«

Einerseits empfindet Tom Respekt vor seinem Großmut und seiner Toleranz, andererseits zwickt ihn Kieselsteins Gutmenschentum. Leas Geschichte stürzt Tom in Grübeleien. Himmel, was für eine Energie sie wieder hat! Auf seine Frage, wie das möglich sei, sagte Kieselstein: »Gefühle wie Wut und Hass sind ein starker Treibstoff. Außerdem sind der Komarückkehrprozess und das Verhalten nach dem Aufwachen so individuell wie der gesamte Verlauf.«

Leas Enthüllungen setzen sich in Toms Magen fest wie ein Krebsgeschwür. Wie abgebrüht muss jemand sein, der so etwas durchzieht? Inzest und Abtreibung. Er schaut nur widerstrebend in die Abgründe menschlicher Seele, es wühlt ihn zu sehr auf. Nun, er hat seine Ehefrau betrogen und ist quasi kein Kandidat für eine Heiligsprechung, aber kriminelle Energie ist ihm ebenso fremd wie Gewalt. Golo allerdings möchte er gerne an die Wand klatschen, festnageln und in der Sonne verdorren lassen. *Aber ist das wirklich böse? Das würde doch in diesem Fall jeder wollen, nicht wahr?*

Ich blinzle, finde mich in einem Liegestuhl auf der Terrasse in Heiligensee wieder. Es ist Nachmittag. Die Sonne versteckt sich hinter den Wolken. Ein sanfter Wind streift über meine Beine.

David stellt eine gefüllte Espressotasse auf den Tisch und setzt sich neben mich auf einen Stuhl. »Alles klar bei Ihnen?«

Ich nicke und trinke das dickbauchige Tässchen in einem Zug leer. »Danke.«

Er lächelt. »Es kann losgehen.«

David freut sich, dass ich Lilly und Kalle gemeinsam verabschiede. Georg Z findet das schräg, trotzdem ist er mit Eifer dabei. Er hat seinen roten Kittel ausgezogen und auf dem Klinikgelände in der Nähe der Trauerweide neben Kalles Grab eine weitere Kuhle ausgehoben. Finn stellt Holzblöcke auf, in die Motorradcrash-Kurt Lilly und Kalle geschnitzt hat.

Wir übergeben der Erde eine in weißes Tuch gehüllte Babypuppe. Marie pflanzt zwei Rosenstöcke, und wir essen Blechkuchen. Hinter der Kastanie lugen die aufgestellten Ohren eines Fuchses hervor. Ich vermute, es ist Kalles Freundin. Sie schaut mich mit zur Seite gelegtem Kopf an und huscht durch die Blätterstränge der Trauerweide.

Cindy kommt auf mich zu. Sie hat mindestens zehn Pfund verloren. Sie schaut mich mit ungewohnt wachen Augen an und nimmt meine Hand. »Die nebenan sind nackt. Hast du das gewusst?«

»Ja.«

Sie streicht über Kalles Namen auf seinem Holzblock. Tränen laufen über ihre Wangen.

Tom reicht David und mir mit einem winzigen Lächeln die Hand. Seine Haare sprießen kräftig und blond aus der Kopfhaut. Er blinzelt während der Zeremonie ein paar Mal in meine Richtung. Obwohl er keine Fotos macht, baumelt seine Kamera mit einem XXL-Teleobjektiv vor seiner Brust. Nach einer halben Stunde ist er verschwunden. Sein *Chérie* fehlt mir.

Finn schaut ihm nach. »Wolken im Paradies?«

Ich seufze.

Er legt seinen Arm um meine Schultern.

»Ich fürchte, unser Softie packt das nicht.«

Ich wehre ihn nicht ab. »Bin ich ein schlechter Mensch?«

»Nicht mehr und nicht weniger als wir alle.«

Am nächsten Tag ist Tom mit Melody zum Mittagessen in der Stadt verabredet. Sie bestellen Steaks und Salat.

»Unser Streit im Auto vor dem Unfall tut mir leid«, sagt er beim Nachtisch.

»Mir auch.«

»Hättest du jemals an eine Abtreibung gedacht, wenn du einmal ungewollt schwanger geworden wärst?« Tom erwartet, dass sie ihm das Tiramisu über den Kopf kippt.

»Nicht nur daran gedacht.«

»Wie meinst du das?«

»Nicht, als wir zusammen waren.«

»Wann? Wer? Das ist nicht wahr!«

»Die Schwangerschaft war das Ergebnis einer betrunkenen Nacht mit einem Typen, den ich nicht kannte, lange vor deiner Zeit.«

»Nee, oder?«

»Willst du etwa die Moralkeule schwingen?«

»Na ja.« Er will das nicht hören. Er wischt sich mit seinem Handrücken über die Stirn.

»Ich hatte Angst, ich könnte das Kind nicht lieben.«

»Melody!«

»Willkommen in der Realität, Tom. Du bist ein wenig weltfremd. Hat dir das noch niemand gesagt?«

»Wie meinst du das?«

»Mir fiel die Entscheidung nicht leicht. Jedes Kind sollte gewollt sein.«

»Mein Gott!«

»Der war damals nicht wirklich eine Hilfe.« Sie lacht. »Na, vielleicht doch. Mir ging es danach nämlich ganz gut, und ich habe meine Entscheidung nie bereut. Für mich war es richtig so. Aber eine andere Frau, die ich damals kennengelernt habe, litt hinterher unter einer posttraumatischen Belastungsstörung und Depressionen. Sie hatte das Kind eigentlich gewollt.« Melody nimmt Toms Hand in ihre. Er lässt es zu. Sie lächelt. »Du wirkst ganz schön irritiert. Dieses Thema sollte doch mittlerweile bei uns angekommen sein. Unsere ach so fortschrittliche Gesellschaft klebt nach wie vor an ihren Tabus, oder?«

Tom nickt, er streichelt Melodys Finger. Plötzlich möchte er Lea, die anderen Verrückten und die seltsame Klinik aus seinem Leben streichen. Vielleicht könnten er und Melody sich wieder vertragen? Vielleicht war das Leben mit ihr gar nicht so schlecht – jedenfalls nicht alles.

Am Nachmittag macht Tom sich auf den Weg in die Klinik. Lea steht am Seeufer. Ein Boot segelt vorbei. Eine Welle zerrt an ihrem Kaftan. Der Stoff klebt bis zum Hintern an ihr. Das Wasser spült die schmalen Fesseln frei. Ihr Gesicht ist verzerrt. Auf hässliche Weise lebendig. Er dreht sich um und geht. Lea wird ihn nicht bemerkt haben.

In der Nacht findet er keinen Schlaf. Erneut zieht es ihn zur Klinik. Ziellos schleicht er durch den Garten zum Steg. Wasser klatscht ans Ufer und bespritzt zwei auf einem Bein schlafende Enten. Der Rhythmus erinnert Tom an Badus Therapietrommeln und an die unerklärliche Leichtigkeit, die ihn in der Nacht, in der Lea aus dem Koma erwachte, erfüllt hat. Er legt sich ans Ende des Stegs und lauscht dem fröhlichen Spiel einer Mundharmonika.

Einen Augenblick lang steht er wieder in der alten Küche hinter dem Vorhang zur Speisekammer seiner Großeltern. Aus der Ofentürritze steigt Dampf seine Beine herauf. Es riecht nach Hefeteig, nach Kirschen und Streuseln. Oma und Opa sitzen auf der Ofenbank. Großvater spielt Mundharmonika.

Tom driftet weg.

Als er wieder zu sich kommt, lösen sich über dem See Nebelschwaden auf. Der Himmel ist aschgrau. Die Sonne geht in Zeitlupe auf. Toms Hose und sein T-Shirt sind klamm, sein Rücken schmerzt. Die Rillen der Planken haben einen Abdruck auf seinem Arm hinterlassen. Das Wasser unter ihm umspült die mit Algen besetzten Holzpfähle. Er steht auf, streckt seine Glieder. Ein Fuchs trottet über den mit Tau benetzten Rasen. Tom ruft: »Kalle, da bist du ja.« Das Tier hält inne, blinzelt, trabt weiter in Richtung See, verschwindet unter der Trauerweide.

Die Verrückten in der Klinik sind ansteckend.

In Leas Zimmer geht Licht an. Tom läuft zu ihrem Balkon, klettert über die Brüstung. Die Stange ist feucht. Er rutscht über die Fliesen.

In ihrem Schlafhemd mit dem Eichhörnchen-Aufdruck und den langen Indianerzöpfen sieht Lea aus wie eine Zwölfjährige.

»Ich schaffe das nicht«, sagt er.

»Was genau schaffst du nicht?«

Eine Schar Spatzen fliegt am Balkon vorbei in den Nussbaum. Tom hat Mühe, sich gegen ihr Tschilpen durchzusetzen. »Inzest. Abtreibung.«

»Was hat mein Horrorfilm mit dir zu tun?«

Tom wischt seine feuchte Hand an der Hose ab. Die

Spatzen im Nussbaum schweigen abrupt, bis die spitzen Schnäbel zweier Krähen sie vertreiben. »Tut mir leid!«

Leas Augen sind groß und rund. Sie tritt auf ihn zu. Ihr Haar duftet nicht mehr nach Vanille, sondern wieder nach Zimt.

Zur Abwehr hebt er seine Hände. »Bitte nicht!« Der Gedanke, dass sie mit ihrem eigenen Bruder Sex hatte, ekelt ihn, er kann es nicht verdrängen. Schon als Schüler widerte ihn *Homo Faber* von Max Frisch an.

Kühler Wind weht über seine nackten Beine. »Ich muss gehen.« Er klettert vom Balkon in den Garten. Er schaut nicht zurück, zögert keinen Augenblick. Seine Schritte sind fest.

Mit dem Ende dieser Ahnung von Liebe ist die Klinik viel weniger ein Zuhause. Manchmal rede ich mit Kalle und Tom, obwohl sie nicht mehr da sind.

Der Kimono liegt breit ausgestreckt auf meinem Futon. Das erste Mal hat Golo ihn mir geschenkt, als wir bei unserem Vater und meiner Mutter lebten, das zweite Mal zum Einzug in die Klinik. Er gehörte seiner Mutter. Langsam ziehe ich den Gürtel aus den Schlaufen, greife nach der Schere. Als erstes schneide ich die Arme ab. Der Kragen ist fester, aber wenig später liegt der Stoff in glänzenden Fetzen vor mir. Nach Orchideen duftet er nur noch in meiner Erinnerung. Schnell gehe ich zum Müllplatz der Klinik. Golos Mutterfetisch gleitet lautlos in die Tonne. Ich knalle den Deckel zu, denke an den neunzehnjährigen Golo, der mit mir in München nach einer Lehrstelle gesucht hat. Es war nicht alles verkehrt mit ihm und trotzdem falsch. In diesem Leben möchte ich ihm nicht mehr begegnen.

Maries Vater treffen wir ein paar Tage später. In seiner Kanzlei im Stadtteil Dahlem wirkt der kleine Mann größer als bei seinem Besuch in der Privatklinik. Mit einem selbstsicheren Lächeln erhebt er sich von einem Bürostuhl aus Antikleder hinter einem Schreibtisch, der in einem englischen Landhaus stehen könnte. Herbert Matuschek ist der Anwalt der Stiftung.

»Mein lieber Kieselstein«, sagt er, drückt Davids Hand mit beiden Händen und wendet sich an Finn. »Herr Schnabel, schön, Sie zu sehen. Und Lea Osterbeck, Maries Freundin. Wie kann ich helfen?«

Wir setzen ihn ins Bild. Matuschek nickt. »Fakt ist, dass Ihr Stalker Sie unter Vorspiegelung falscher Tatsachen aus Ihrem gewohnten Leben in eine fremde Stadt verschleppt hat. Ergo können wir im Rahmen eines Gewaltschutzverfahrens über eine einstweilige Verfügung ein richterliches Kontaktverbot erwirken. Aufgrund der damit verbundenen Auflage wird Ihr Halbbruder es sich finanziell kaum leisten können, sich Ihnen weniger als fünfhundert Meter zu nähern. Ist das in Ihrem Sinne?«

Und ob. Ich nicke stumm. Der Druck, der die letzten zwei Jahre auf meiner Brust gelastet hat, weicht.

Endlich kann ich wieder frei atmen, sogar besser schlafen. Nur nachts, wenn es sehr still ist, höre ich noch diesen Schrei tief in mir drin, diese Stimme, die auch dann nicht schweigt, wenn ich die Hände auf meine Ohren presse.

David sagt: »Geben Sie die Hoffnung auf Frieden nicht auf.«

Lilly hat einen Platz in meinem Herzen gefunden.

Finn und ich besuchen Toms Schulkameraden Robert Trost. Dieses Mal genieße ich den Kirschlikör, die Süße an der Zungenspitze, die Schärfe im Hals. »Herrlich«, sage ich.

Robert Trost lächelt. »Das Rezept ist 190 Jahre alt.« Ein zweites Fläschchen lehne ich höflich ab.

Gemeinsam betrachten wir die Fotos. »Tom hat einen Blick für interessante Motive. Meine Mitarbeiter organisieren in den Werkshallen eine Reihe von Fotoausstellungen. Die Freunde meiner Familie reißen sich um seine Bilder. Einige lancieren sogar wohlwollende Besprechungen in Presse und Medien. Nächste Woche reist er für den *Spiegel* in die Sahara«, sagt Toms Freund, die *Alte Socke.* »Wow«, sagt Finn. »Das hätte ich dem Weichei nicht zugetraut.«

Obwohl ich befürchte, dass Toms neue Fotos nicht vor Schönheit und Witz strotzen werden, gönne ich ihm den Erfolg. Robert Trost zeigt auf ein Bild in seinem Büro. Seine Tochter lacht uns an. Auf ihrem Schoß thront eine weiße Katze. An ihrem Arm grinst Kalle.

»Die Bilder mit dem putzigen Fuchs finden großen Anklang«, sagt er.

Tränen tropfen auf meine Hände. Das erste Mal seit zwei Jahren weine ich.

»Ach Gott, habe ich etwas Falsches gesagt?«, fragt Robert Trost.

Finn legt einen Arm um meine Schultern. Seine Stimme klingt rauer als sonst. »Der putzige Fuchs ist tot.«

»Wir haben noch ein Porträt von ihm. Möchten Sie es mitnehmen?«

Die Klinik ist eng geworden. Ich will mehr wissen über das Draußen, über die Menschen, die um uns herum wohnen und arbeiten. Finn und ich erkunden den Verbindungskanal zwischen Havel und Heiligensee. Mit jedem Schritt vergrößert sich meine Welt.

Wir besuchen die alte Dorfkirche mit Barock-Außenputz und den brachliegenden Friedhof. Er wurde um die Jahrhundertwende wegen Seuchengefahr aufgegeben. Das Fachwerk hat eine schöne, alte Bausubstanz. Hinter der Kunstschmiedewerkstatt riecht es nach Holzkohle, und die Luft summt und ist süß. Finn nimmt meine Hand, und ich entziehe sie ihm erst nach zwanzig Sekunden.

Am nächsten Tag trinken wir Eisschokolade im *Landgasthof Dannenberg,* blicken auf den See und schauen gestressten Berlinern dabei zu, wie sie sich in dem ehemaligen Bauerngehöft auf dem Rücken der Pferde erholen.

Wir mieten ein Boot. Finn rudert. »Willst du wissen, warum der Heiligensee arschkalt ist?«

Am Ufer dösen Leute, lesen und grillen. Einige winken, andere ignorieren uns, und ein paar gucken grimmig, als wollten sie uns sagen: Ihr dringt in unser Hoheitsgebiet ein. Mein See, mein Steg, meine Luft.

Wir fahren unter einer Brücke hindurch. Ein rostiger

Kahn ragt aus dem Wasser. Zur Hälfte versunken, umringen ihn umgestürzte Bäume und frisches Grün. Finn zeigt über den malerischen Schrotthaufen hinweg. »Da drüben liegt der Nieder Neuendorfer See. Hier ist die Grenze zwischen Berlin und Brandenburg.«

Ein Reiher fliegt über uns hinweg.

»Friedlich«, sage ich. Der große Vogel stürzt sich aus der Luft ins Wasser und taucht kurz darauf mit einem Fisch wieder auf. Die Haut um seinen Schnabel leuchtet gelb.

Finn lacht. »Kommt auf die Perspektive an. Unter der Oberfläche dümpeln alte Arbeitskähne. Muscheln und Algen haben Erich Honeckers versunkene Mauer zugedeckt.«

Ich halte eine Hand ins Wasser. »Keine Strömung.«

»Genau. Als gäbe es keinen Zufluss. Alles glatt, die reinste Speckschwarte.«

»Woher wird der See gespeist?«

»Vom Grundwasser, von unterirdischen Quellen.«

»Cool.«

»Ja, arschkalt.«

Wir grinsen uns an. Am liebsten würde ich für immer mit Finn hier im Boot sitzen und wie die Kinder kichern.

Ich sage: »Der See ist arschkalt, aber mir ist sauwarm. Ich glaube, das liegt an dir.«

Fünfzehn Monate später

Finn rollt auf seinem Motorrad in den Hof eines der sanierten Häuser im Berliner *Bergmannkiez.* Er bleibt sitzen, nimmt den Helm ab und das Fellbündel auf den Arm. Die Blätter der Eiche in der Mitte sind bereits saftig grün. Orangefarbene Rosensträucher stehen in Kübeln vor den Häuserwänden. Kurt und seine *Riders on the Storm* hocken nebeneinander auf langen Holzbänken wie Raben auf einem Dachfirst. Finn winkt ihnen zu.

Er denkt an Leas Worte in den letzten Tagen ihres Klinikaufenthaltes. Sie hatten einen Spaziergang am See entlang gemacht. »Dieser Ort hat Tonnen mehr Charme und Charakter als das Dorf, in dem nur die Regenwürmer wirklich frei sind.«

Im August, in der flirrenden Hitze, ging dem Heiligensee der Sauerstoff aus, er kippte um. Ringelnatter Edgar hinterließ zum ersten Mal seine leere Haut im Steingarten ganz nahe an der Terrasse.

Im September wurde Lea die Klinik zu klein. Als die Kastanien auf den Boden kullerten und sich die Blätter in den Alleen rot färbten, wollte sie nach Berlin und zog nach Kreuzberg.

Finn gefällt diese Lea, die nach zweieinhalb Jahren den Absprung aus der Klinik mit Bravour meisterte, diese Lea, die das Leben im Draußen aufsaugt, die sogar mit Marie einen eigenen Laden aufgemacht hat.

Er selbst hatte größere Schwierigkeiten, die Meisenburg hinter sich zu lassen. Drinnen, in der Klinik, kann jeder seine besonderen Schwächen pflegen. Diese Freiheit hat eine Qualität, die er unterschätzt hat. Draußen braucht er Mut. Nicht den Mut, den man braucht, um jemanden aus dem Feuer zu retten, sondern den Mut für profane Dinge. Jeder Tag verlangt ihm dutzende Entscheidungen ab – und wenn es nur darum geht, ob er zum Mittagessen verdammt nochmal Kohlrouladen oder Eierpfannkuchen essen soll. Aber über allem hängt die Frage: Darf er so sein, wie er ist? Darf er schwach sein, darf er Fehler machen, darf er fluchen, ohne von seinen Mitmenschen mit Misstrauen beäugt und für falsch befunden zu werden? Ach, sollen die Leute doch denken, er habe ein Scheiß-Tourette-Problem! Sollen sie doch glauben, er sei nicht normal! Warum sollte er sein Leben nach Leuten ausrichten, die er nicht kennt oder gar nicht mag? Seit einem Monat ist Finn nicht einmal mehr ambulanter Patient in der Klinik. Seine Therapiehunde betreuen regelmäßig die Gedächtnislosen in der Klinik.

Und der Doc hat gestern gesagt: »Mein lieber Freund, du fluchst ja kaum noch! Ich freue mich, dass es dir gut geht.«

Lea strotzt vor Unternehmungslust. Sie kocht sich innerhalb von Wochen in Kalles Milchbar in die Herzen der Berliner, und ruck, zuck zieren ihre Rippen fünf dekorative Kilos mehr. Der Laden brummt ebenso wie die Motorräder der *Riders on the Storm,* die, wie auch heute, regelmäßig auf den Hof fahren.

Die Biker beugen sich hingebungsvoll über ihre Teller. Auf Kurts Schoß sitzt Maries Sohn. Die Kerle schäkern mit dem kleinen Justus und schnattern wie die Enten am Heiligensee.

Justus kräht fröhlich: »Opa Brei.«

Die Riders lachen dröhnend.

Finn guckt auf das Fellbündel in seinem Arm und lächelt.

Heute ist ein besonderer Morgen. Marie und ich stehen nebeneinander am Spülbecken und schälen Äpfel. Unsere Küche duftet nach Reis, Zimt und Glück. Draußen im Hof bedient Brit achtzehn *Riders* an zwei langen Tischen. Meine beste Freundin aus Jugendtagen springt heute für mich ein. Brit, die mir fünf Jahre lang gefehlt hat, hat mich noch am selben Tag nach meiner vorsichtigen Kontaktaufnahme besucht.

»Ich lebe jetzt auch in Berlin«, sagte sie.

»Job oder Liebe?«

»Job. Marketing. München ist mir zu langweilig. Und deine Reisgrütze, die bringen wir groß raus. *Milchreis macht müde Biker munter*, oder so.«

Sie hat noch immer diese Melancholie in ihren Augen, die wir zu Hause den *Dramablick* nannten. Sie setzte ihn damals schon bei jeder sich ihr bietenden Gelegenheit ein: wenn eine Kuh auf dem Hof ihrer Eltern kalbte, sie in der Schule Hilfe bei einem Aufsatz brauchte oder wenn an ihrer Nylonstrumpfhose Maschen hinunterliefen. In dem Dorf, in dem wir beide nicht einmal tot über dem Zaun hängen wollten.

Brit kommt mit einem leeren Tablett unter dem Arm und ihrem Dramablick zurück.

»Da drüben wartet ein Mann auf dich mit einem jungen Hund, der aussieht wie ein Fuchs.«

Ich nehme die Schürze von der Motorradkluft aus rotem Leder, die ich das erste Mal trage. Das Kopfsteinpflaster im Hof dröhnt unter meinen Stiefeln. Neben einem Motorrad, das den *Easy-Rider*-Shoppern, die hier stehen, ähnelt, steht ein Hüne. Auch er trägt eine neue Lederkluft. Seine ist schwarz.

»Guten Tag, Frau Osterbeck. Mein Therapiehund sagt, ich heiße Finn. Wir möchten gern zwei Schalen Milchreis mit Äpfeln, Cashewkernen, Zucker und Zimt.«

Ich lache. Unsere Lederklamotten knarzen, als er mich an sich zieht und küsst. Ich mag es, wenn sein Dreitagebart mich am Kinn kitzelt.

Ich bücke mich hinunter zu dem pelzigen kleinen Kerl an Finns Seite, der wie alle *Riders* ein Halstuch trägt und keine Leine.

»Das ist Otto! Er ist ganz frisch in meine Ausbildung getreten und bereits der begabteste Schüler, den ich je hatte.«

»Hallo, Otto!« Ich streichle seinen Kopf und die weiße Brust, die wie ein Latz aussieht. Wir setzen uns an den Zweierbistrotisch unter der Birke.

Otto legt seine Schnauze auf mein Knie. Sein Blick sagt: *Hey, schön dich zu sehen.*

Das Tier gleicht Kalle sehr, aber er ist ein Hund, ein Fuchshund – acht Monate alt, wie mir Finn erzählt. Er grinst. Ich kraule ihn und suche vergeblich nach dem vernarbten Riss in seinem Ohr. In meinem Innern sehe ich Kalle in der Therapieküche der Klinik, wie er ungeduldig seinen Napf gegen die Wand scheppert.

Marie tritt aus der Haustür und scannt unsere Gäste. Ihr Blick schweift entlang an den Rosen zu dem wolkenlosen Himmel und wieder zurück. Ihre Augen stehen nie still, sind stets auf der Suche. Ob sie sich jemals an den Vater ihres Kindes erinnern wird? Ihre Familie gewöhnt sich langsam daran, und Mutter Matuschek springt gerne mal für mich in der Küche ein.

Kurt hebt die Hand. »Okay, boys and girls, let's ride!«

Ich gehe zu Brit und verabschiede mich.

»Heißer Typ, dein Finn«, sagt sie.

»War mal Feuerwehrmann.«

Sie gluckst.

Die Motorradfreaks zupfen an ihren Halstüchern, schließen ihre Jacken, setzen die Helme auf. Finn stülpt Otto eine spezielle Lederkappe in Hundegröße über die Ohren und eine Brille, die seine Augen vor dem Wind schützen soll. Der Fuchshund sitzt mit heraushängender Zunge hinter mir im Kofferraum von Finns Motorrad.

Kurt guckt zu uns rüber. Er küsst Marie und Justus auf ihre Köpfe.

Ich steige hinter Finn auf den Sattel. Wir rollen vom Hof. Marie und Brit winken.

»Meer ist Leben! Leben ist mehr!«, ruft Kurt.

Die Motoren heulen auf. Ich lege die Arme um Finns Taille und bette meine Wange an seinen Rücken. Neunzehn Feuerstühle tuckern in einer Kolonne durch Kreuzberg. Im Windschatten von Kurts illustrer Gemeinde durchqueren wir den Rest der Stadt. Auf der Autobahn geben die Jungs Gas.

Tränen laufen über mein Gesicht. Ich schließe das Visier.

Die Ostsee wartet auf uns.

Liebe ist so viel mehr als ein Wort mit fünf Buchstaben.

ENDE

Mein liebes Kind,

ich wollte Dich vergessen
Nähe, die gefangen hielt
Tage und Nächte in Deinem Takt
Ruhe, die Du nahmst
und den Atem
Heiß und doch so kalt.

Ich wollte Dich vergessen
Den Film in meinem Kopf
Die Ahnung von Deinem Duft
Mein Sehnen erwürgen
Deine Liebe aus mir reißen
Stück für Stück.

Bitte schau mich an:
Eine Leinwand ohne Gesicht
Das Herz ein Muskel
Sinne im Schlaf
Ein Hauch im leeren Raum
Heiß und jetzt so kalt.

Ich wollte Dich vergessen
und Dein Leid
Schuld, die auf mir lastet
Scham, die ich nicht teilen kann
Trauer, die mich frisst
Schmerz, den ich verdiene.

Ich wollte Dich vergessen
Und mit Dir
mein Alles
Kannst Du mir vergeben?
In dieser Hoffnung
bleib ich Dein.

NACHWORT

Jedes Jahr brechen in Deutschland über 100.000 Frauen eine Schwangerschaft ab. Die Dunkelziffer ist weit höher. Viele von ihnen werden geächtet, leben mit massiven Schuldgefühlen, schämen sich, schweigen. Sie bekommen keine psychologische Betreuung. In deutschen Romanen ist Abtreibung lediglich ein Randthema. Unsere Gesellschaft ist bei Weitem nicht so aufgeklärt, wie sie vorgibt. Abtreibung ist bis heute ein Tabu.

Meine Mutter bekam drei Kinder. Zwischen dem ersten und dem zweiten hatte sie 1947 einen Abort. Die ab 1943 eingeführte Todesstrafe für eine Abtreibung, die »die Lebenskraft des deutschen Volkes fortgesetzt beeinträchtigt«, war aufgehoben, die alte Fassung des § 218 von 1926 aus der Weimarer Republik reaktiviert worden: Ein Abbruch wurde als Vergehen eingestuft und mit maximal fünf Jahren Gefängnis bestraft. Nach 1945 war die medizinische Indikation zulässig, eine soziale Begründung lehnte das Gros der Ärzte und Ärztinnen jedoch ab.

Mutter ging dieses Risiko ein. Ihr erster Ehemann (nicht

mein Vater) war Musiker. Er brachte einen Großteil des gesamten Haushalts in die Pfandleihe.

Vor ein paar Jahren ist meine Mutter im Alter von neunzig gestorben. Und plötzlich wurde mir klar, wie wenig ich von ihr weiß, wie selten ich nach ihrem Leben gefragt habe. Ich wollte nicht wissen, wie es ihr als junge Frau im Zweiten Weltkrieg ging. Ich hatte sie nicht gefragt, wie sie den Verlust ihres zweiten Kindes verkraftete. Wir haben nie über die Engelmacherin gesprochen, zu der sie gegangen ist. Ob sie sich jemandem anvertraut hat?

In einer Diskussion über Verhütung und Abtreibung als Akte eines selbstbestimmten Frauenlebens sagte sie zwar mit fester Stimme: »So einfach war das zu meiner Zeit nicht!« Dennoch wog dieser Satz eine Tonne. Ihr Blick lag weit in der Ferne. Ich spürte ihre Last in meinem Körper, ihre Trauer, so lange her und keinen Augenblick lang vergessen.

Ich wollte keine Kinder. Es passte nicht in mein Lebenskonzept. Keine Ahnung, wie ich mich im Falle einer Schwangerschaft entschieden hätte; ein Segen, dass ich es nie musste.

Nach dem Tod meiner Mutter ist das Thema zu mir zurückgekehrt. Plötzlich hatte ich so viele Fragen.

Jetzt habe ich ihr nachgespürt.

Durch Lea.

DANKSAGUNG

Ein besonderer Dank geht an den wundervollen Kirschbuch Verlag in Hamburg: Liebe Gesa, lieber Ralf: Bei euch habe ich meine literarische Heimat gefunden. Das Arbeiten auf Augenhöhe jenseits des üblichen Genregedöns macht mich glücklich. Von Herzen Danke, dass ich diese Geschichte auf die mir eigene Weise erzählen durfte und dass ihr beide ebenso für diesen Roman brennt wie ich!

Tausend Dank an das von mir sehr geschätzte Autorenforum Berlin e. V. und die Menschen, die es mit Leben füllen: Eure vielschichtige und konstruktive Kritik zu Beginn des Romans hat den Text maßgeblich bereichert und vorangetrieben.

Bunte Luftballons für alle Testleser!

Autor Jürgen Buss: Herzlichen Dank für einen facettenreicheren Weg, den ich ohne deinen Rat nicht gegangen wäre. Außerdem hast du die Gedächtnislosenklinik zur Trommeltherapie inspiriert.

An die fabelhafte Slavica Klimkowsky (Autorin und Vorstands-Vorsitzende des Autorenforum Berlin e. V.): Herzlichen Dank, dass du mich in die Klinikformalien eingeweiht hast und mir mit deinem reichen Autorenfachverstand zur Seite gestanden hast.

An Freund Ecki: Sonnigen Dank dafür, dass du den ersten Teil besonders magst.

Autorin Gitta Mikati: Lieben Dank für deinen kritischen Blick.

An den jungen Kollegen Dominik Jäkel nach Taiwan: Ein fettes Dankeschön, dass du dich so intensiv mit meinem Text beschäftigt hast.

Autorin Monika Heintze: Sonnigen Dank für deine hilfreichen Anregungen.

Darüber hinaus:

Vielen Dank an Dr. Kerstin Wolff, Archiv der deutschen Frauenbewegung, Forschungsinstitut und Dokumentationszentrum in Kassel: Ohne Sie wäre ich im Dschungel der Rechtslage des § 218 im Jahr 1947 verloren gegangen.

Herzlichen Dank an die VHS-Dozentin, Coach-Frau und Autorin Claudia Johanna Bauer: Du hast mir in diversen Kursen die Struktur vermittelt, die ein Roman braucht.

Tausend Dank an die Lektorin Lisa Kuppler: Ich liebe kompetente Erbsenzählerinnen. Du hast mir eine Menge beigebracht.

Autorin Susanne Kliem (Mitglied Autorenforum Berlin e. V.): Von Herzen Dank für diverse Gespräche, Tipps und Ermunterungen.

Lieben Dank an die Autorin Alexandra Lüthen (Mitglied Autorenforum Berlin e. V.) für die tierische Inspiration.

Der Mörderischen Schwester Dolores Pieschke: Danke für deinen Hinweis, dass jede Klinik eine Hygienefachkraft benötigt.

Lyriker Michael Janßen (Mitglied Autorenforum Berlin e. V.): Du hast mir Mut gemacht - tausend Dank! Außerdem freue ich mich, dass dir mein Gedicht gefällt.

Ein besonderer Dank gilt meinem Ex-Mann Matthias Voigt: für alles und noch mehr, du weißt schon.

Und Danke an all die anderen, die diesen Roman befruchtet haben und mich in vielfältiger Weise unterstützten: Ihr seid großartig!

QUELLEN

Kuno Kruse: »Der Mann, der sein Gedächtnis verlor«, Hoffmann und Campe, 2010.

Rémy Eyraud/Julien Caumer: »Ich habe vergessen, wer ich bin.« Die Geschichte eines Mannes, der ganz von vorne beginnen musste, Piper Verlag GmbH, 1998.

Renate Günther-Greene: »Tabu Abtreibung – Was Frauen fühlen und warum sie schweigen«, Ellert & Richter Verlag, 2015.

Paul Ekman: »Gefühle lesen – Wie Sie Emotionen erkennen und richtig interpretieren«, 2. Auflage, Spektrum Akademischer Verlag, 2010.

Paul Ekman: »Ich weiß, dass du lügst – Was Gesichter verraten«, 3. Auflage, Rowohlt Verlag, 2011.

Joe Navarro: »Menschen lesen – Ein FBI-Agent erklärt, wie man Körpersprache entschlüsselt«, 19. Auflage, mvg Verlag, 2019.

Sophia Kimmig: »Von Füchsen und Menschen. Auf den Spuren unserer schlauen Nachbarn – als Wildbiologin unterwegs in der Großstadt«, Piper Verlag (Malik), München, 2021.

Kurt Kotrschal: »Hund & Mensch – Das Geheimnis unserer Seelenverwandtschaft«, Christian Brandstätter Verlag, Wien, 2016.

einzlkind: »Harold«, Edition Tiamat, 2010.

Der Kirschbuch Verlag

Der Kirschbuch Verlag ist ein frischer und unkonventioneller Verlag, der bereits für einiges Aufsehen gesorgt hat. Warum? Weil wir mittels unserer smarten Software LiSA jedes Manuskript prüfen, jedem Autor und jeder Autorin innerhalb von 48 Stunden ein Feedback geben und jedem Buch somit die Chance eröffnen, entdeckt und geliebt zu werden.

Dir hat dieses Buch gefallen und du willst exklusive Insights zu diesem Buch erhalten? Dann besuche uns auf

www.kirschbuecher.de/leinwand

oder folge einfach diesem QR-Code:

Insights zu den smarten Analysen von LiSA gibt es hier:

www.qualifiction.de

Für alle, die selber schreiben und unsere Software LiSA am eigenen Text gerne einmal ausprobieren wollen:

lisa.qualifiction.de

Hast du Fragen, Wünsche oder möchtest du eine Rezension schreiben? Wir freuen uns über deine Nachricht und antworten auf jede Mail an:

leinwand@kirschbuch.de

Außerdem im Kirschbuch Verlag erschienen

Barbara Lah

Regen von unten

ISBN: 9783948736163

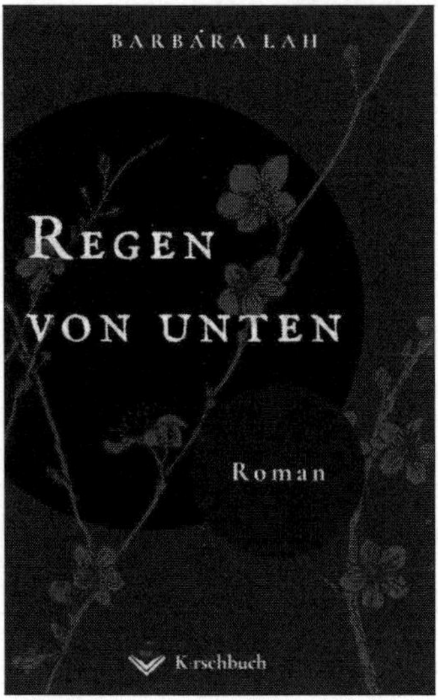

»Wo auch immer du bist. Hinter welchen Türen versteckst du dich? Welche Mauern uns auch trennen. Warte, ich werde dich finden.«

Als Paulo in das abgelegene Dorf seines Großvaters gelangt, verliebt er sich – in ein Mädchen, das vor 57 Jahren spurlos verschwand. Ein Mädchen, dem er nicht hätte begegnen dürfen. Deren Geschichte niemals hätte anfangen oder enden dürfen.

Wie Regen, der von unten nach oben fließt, entfesselt sich tröpfchenweise ein furchteinflößendes Geschehen, das in einer Nacht 1961 seinen Anfang nahm und noch lange nicht vorbei ist …

Jana Taysen

Wir Verlorenen

ISBN: 9783948736064

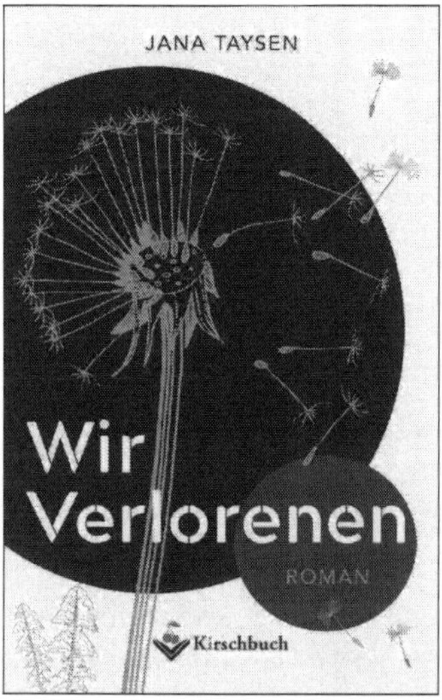

Die Vorgeschichte von ›Wir Verstoßenen‹ und der erste Band der ›Wir Verlorenen‹-Trilogie.

Dein Verstand weiß, dass du niemandem mehr trauen kannst – aber was tust du, wenn dein Herz etwas anderes verlangt?

Die Welt, wie wir sie kannten, existiert seit einer verheerenden Katastrophe nicht mehr. Die junge Smilla weiß, dass es keinen Platz für Liebe und Glück geben kann. Bis sie ihren einstigen Nachbarn Falk wiedertrifft …

Doch dann überschlagen sich die Ereignisse und Smilla befindet sich mitten in einer Spirale aus Verrat und Lügen. Wem kann sie noch trauen? Und welche zwielichtige Rolle spielt Falk bei alledem?

»Spannungsgeladen, philosophisch, leidenschaftlich – und aktueller denn je.«

Elisabeth Rettelbach

Die wunderbare Kälte

ISBN: 9783948736125

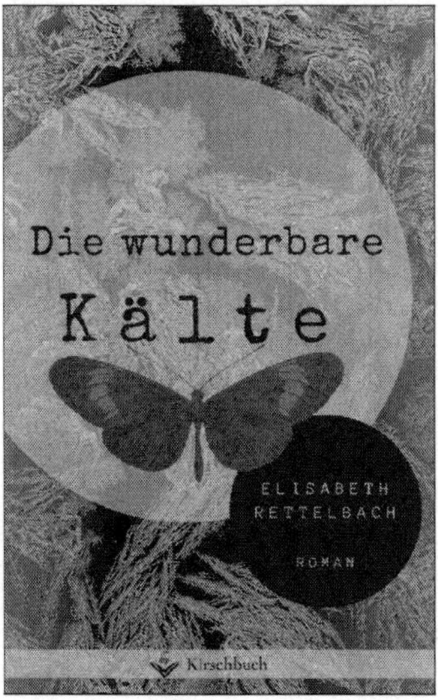

»Auch als es Nacht wurde, hing die dunkle Kai immer noch lauernd im Spiegel. Ihre leeren schwarzen Augenhöhlen schimmerten eiskalt, triumphierend. Da bekam ich irgendwie Angst, mein Herz raste, es fühlte sich an, als säße in mir etwas. Etwas Stummes und Großes.«

In einem fast märchenhaft schneereichen Winter wandelt die einzelgängerische Maskenbildnerin Kai durch die Straßen der Stadt und stalkt Fremde. Sie ist eine ferne Betrachterin des Lebens. Doch dann laufen ihr zwei Menschen über den Weg, die sie stärker faszinieren als alles andere und in deren Leben sie sich einmischt. Was zunächst als Spielerei beginnt, entwickelt sich mehr und mehr zu einem psychedelischen Albtraum, der seine Tribute fordert …

»Ein literarisch bitterböses und doch poetisches Werk, das seinesgleichen sucht. Wem Amelie Nothomb gefällt, wird ›Die wunderbare Kälte‹ lieben.«

Stefan Suchanka

Unser letzter Tag

ISBN: 9783948736149

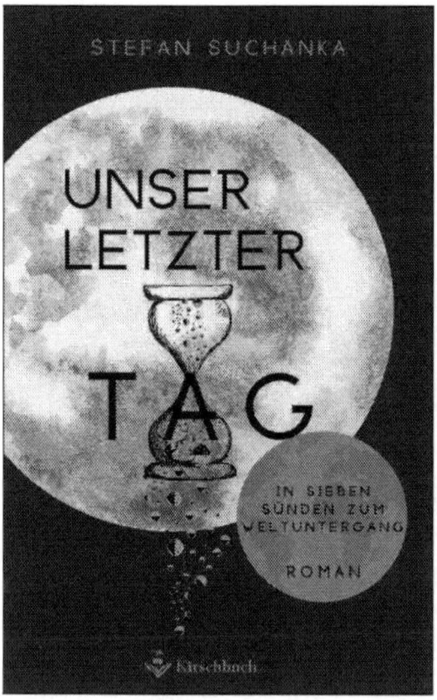

Würdest du heute dein Leben ändern, wenn es kein Morgen mehr gäbe?

Sieben sehr verschiedene Menschen müssen sich dieser Frage stellen. Jeder für sich, und doch gemeinsam. Denn sie sind miteinander verbunden – ob sie es wollen, oder nicht.

Durch einen gemeinsamen Freund. Eine persönliche Entscheidung. Einen letzten Tag.

»Ein satirisch-philosophischer Roman, der mit Sprachwitz, melancholischem Humor und feinsinnigen Pointen die Leserinnen und Leser quer durch Köln und durch den Garten menschlicher Irrungen führt.«

Clara Blais

Dort, wo die Sterne im Wasser leuchten

ISBN: 9783948736033

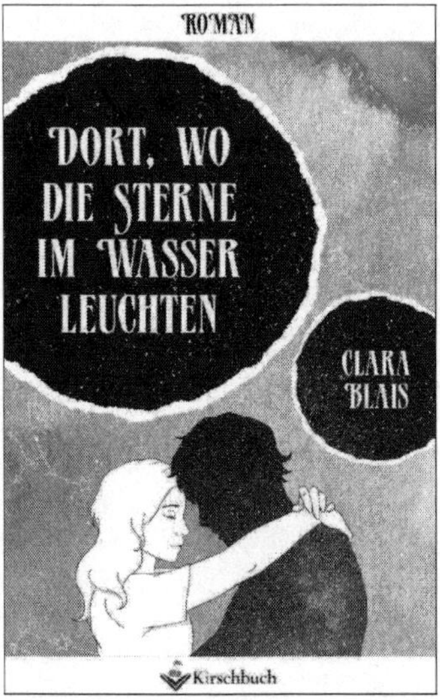

Was würdest du tun, wenn dein bester Freund ertrinkt und du Jahre später glaubst, ihm wiederzubegegnen?

Skyler ist noch ein Kind, als ihr bester Freund Matthew in einem See ertrinkt. Doch er hört nie auf, sie weiter zu begleiten. Halluziniert sie oder fängt sie sogar an, verrückt zu werden, wie ihre Mitschüler behaupten?

Als Skyler durch eine Verkettung von Unglücksfällen ihre Heimatstadt verlässt, trifft sie auf Damian. Einen Jungen, der dem toten Matthew erschreckend ähnlich sieht und sie stark an ihren besten Freund erinnert. Mit nur zwei Unterschieden: Damian ist am Leben. Und: Er ist leider ein Idiot. Aber dennoch gibt es etwas, das die beiden zu verbinden scheint …

»Romantisch, mystisch und doch lebensnah. Ein starkes Debüt!«